ALTERNATIV HEILEN

Herausgegeben von Gerhard Riemann

Henrietta Wells hat am College of Homoeopathy in London studiert und betreibt seit vielen Jahren eine florierende Privatpraxis mit der Spezialisierung auf Kindererkrankungen. Über Workshops und Vorlesungen unterrichtet sie Homöopathen, erreicht aber vor allem auch ein breites Laienpublikum.

Dieses Buch wurde auf chlor- und
säurefreiem Papier gedruckt.

Deutsche Erstausgabe September 1995

Titel der Originalausgabe: »Homoeopathy for Children«

First published in Great Britain in 1993 by Element Books Limited,
Longmead, Shaftesbury, Dorset
Umschlagillustration: Susannah zu Knyphausen
Satz: Ventura Publisher im Verlag
Druck und Bindung: Ebner Ulm
Printed in Germany
ISBN 3-426-76093-2

5 4 3 2 1

Henrietta Wells

Homöopathie für Kinder

Aus dem Englischen von
Edith Steffen

Knaur

Inhalt

Vorwort

Bestimmte körperliche oder geistige Krankheiten werden häufig als »unheilbar« bezeichnet. Dabei sind Patienten mit ebendiesen Erkrankungen mit einem solchen Erfolg homöopathisch behandelt worden, daß sie sich heute dank dieser Therapie auf dem Wege der Heilung befinden. Daß so viele Menschen unnötige Qualen auf sich nehmen müssen, ist nicht nur sehr traurig, sondern auch eine große Verschwendung menschlicher Lebensqualität, denn all das Leid könnte beträchtlich gelindert oder sogar gänzlich vermieden werden, wenn diese Menschen nur wüßten, daß die Homöopathie ihnen helfen kann. Es ist wirklich erstaunlich, wie wenig die meisten über Homöopathie wissen. Manche sind der Meinung, es handle sich dabei um Kräuterheilkunde; andere glauben, Homöopathie habe einzig mit Ernährung und Diät zu tun; leider sind manche auch völlig ablehnend oder herablassend gegenüber der Homöopathie eingestellt, und wieder andere denken, die Homöopathie eigne sich nur zur Behandlung leichterer Beschwerden, während die »richtige« Medizin zur Behandlung ernsterer Probleme unerläßlich sei. Alle diese Annahmen sind völlig unzutreffend und sind vor allem dann zu hören, wenn nur wenig oder gar nichts über die Homöopathie und die damit verbundene Philosophie bekannt ist.

Ich möchte dem aufgeschlossenen Leser die Homöopathie mit diesem Buch auf einfache und praktische Art und Weise näherbringen und sein Wissen darüber, was Homöopathie eigentlich ist, erweitern. So hoffe ich, dem Leser die Tatsache vermitteln zu können, daß die Homöopathie eine allumfassende Therapieform ist, die bei jeder Krankheit – gleich, welchen Schweregrads – zumindest begleitend angewendet werden kann. Ich möchte außerdem zeigen, daß jeder Mensch Krankheit anders erlebt und das individuelle Beschwerdenbild ausschlaggebend für die Wahl des jeweiligen homöopathischen Mittels ist. Ferner soll gezeigt werden, daß alle Krankheitserscheinungen und alles Leid nicht isoliert zu betrachten sind, sondern als Teil eines kontinuierlichen Prozesses, und daß sie nicht wie aus heiterem Himmel über uns hereinbrechen. Schließlich möchte ich aufzeigen, daß jedes wahre Heilverfahren immer auch den Geist, die Empfindungen und die Gefühle mit berücksichtigen muß, da dieser Aspekt bei der Behandlung von Krankheiten eine bedeutende Rolle spielt, die nicht losgelöst vom Körperlichen betrachtet werden kann. Der Körper fungiert als eine Art »Stoßdämpfer«, indem er dem Bewußten und dem Unbewußten beim Tragen ihrer Lasten hilft. Er nimmt einen Teil unserer (sowohl aus der Vergangenheit als auch aus der Gegenwart stammenden) geistigen und emotionalen Spannungen und Probleme auf und verarbeitet sie mit Hilfe körperlicher Symptome, wenn er dazu in der Lage ist. Dies sollte uns begreiflich machen, welch große Verantwortung wir alle füreinander haben, denn die Art und Weise, wie wir andere behandeln und ihre Empfindungen und Gefühle beeinflussen, trägt auch in bedeutendem Maße zu deren – und unserem – gesundheitlichen Wohlbefinden bei.

Der Zweck dieses Buches

Dieses Buch soll ein Ratgeber sein für den Hausgebrauch von homöopathischen Heilmitteln bei Erste-Hilfe-Fällen und bei leichteren Beschwerden. Mit seiner Hilfe soll der Laie dazu in die Lage versetzt werden, Familienmitglieder, insbesondere Kinder, *bei einfachen akuten Erkrankungen* zu behandeln. Es werden keine schwerverständlichen Abhandlungen mit Informationen über die komplizierteren Sachverhalte angeboten. Diese überläßt man lieber einem fachkundigen professionellen Homöopathen. Ebenso sollte man bei allen schweren bzw. Zweifelsfällen ärztliche Hilfe in Anspruch nehmen. So soll dieses Buch nur jene Beschwerden abdecken, die auch der Laie schnell, einfach und sicher in den Griff bekommen kann. Obwohl der Schwerpunkt auf Erkrankungen liegt, von denen Kinder am häufigsten betroffen sind, gelten die angegebenen Empfehlungen und Arzneimittel für Menschen jeden Alters, also für Erwachsene wie auch für Kinder.

Das vorliegende Buch ist aus von mir erteilten Abendkursen zum Thema »Der Hausgebrauch von homöopathischen Mitteln in Erste-Hilfe-Situationen und bei akuten Erkrankungen« hervorgegangen. Im ersten Kapitel wird erklärt, was homöopathische Medizin eigentlich ist und wie sie entstand. Außerdem enthält dieses Kapitel detaillierte Erläuterungen zur Handhabung, Aufbewahrung und Einnahme der homöopathischen Arzneimittel, da meiner Erfahrung nach auf diesem Gebiet sehr viel Unwissen herrscht. Absicht beim Schreiben dieses Kapitels war, daß die meisten Fragen, die jemand stellen würde, der nur wenig oder gar nichts über die Homöopathie weiß, beantwortet werden. Im zweiten Kapitel geht es um alle üblichen Erste-Hilfe-Fälle sowie um einige Erste-Hilfe-Maßnahmen, die bei der Geburtshilfe sehr von Nutzen sein können. Das dritte Kapitel beschäftigt sich dann mit den häufigsten akuten Krankheiten im Kindesalter wie Fieber,

Husten, Erkältungen usw. Das vierte Kapitel ist ausschließlich der Behandlung der akuten klassischen Kinderkrankheiten gewidmet. Immer mehr Menschen werden sich völlig zu Recht der ernsten langfristigen Schädigungen, die Schutzimpfungen am Immunsystem ausrichten können, bewußt und suchen nach Alternativen. In diesem Kapitel können Sie erfahren, wie alle akuten Kinderkrankheiten sicher erkannt, verhindert und behandelt werden können. Das fünfte Kapitel enthält eine kurze Materia medica der am häufigsten in diesem Buch empfohlenen Heilmittel.

Bei der Behandlung akuter Krankheiten und Unfallverletzungen mit homöopathischen Heilmitteln kann man eine so rasche Genesung beobachten, daß es auf jeden Fall sehr lohnend und auch spannend ist, sich dieser Heilmethode zuzuwenden. Wenn Sie die Empfehlungen in diesem Buch genau befolgen, werden Sie Ihrer Familie sehr viel unnötiges Leid ersparen können – also scheuen Sie sich nicht, es selbst auszuprobieren!

I Eine allgemeine Einführung in die Homöopathie

1. Warum wenden sich Menschen an die Homöopathie?

Die meisten Menschen wenden sich an die Homöopathie oder an andere Alternativtherapien, wenn sie es mit herkömmlichen Therapien bereits versucht haben und diese entweder überhaupt nicht angeschlagen haben oder nach Einnahme pharmazeutischer Medikamente zu unangenehmen oder schweren Nebenwirkungen führten. Andere fühlen sich vielleicht schon seit vielen Jahren nicht ganz auf der Höhe (Symptome, die schwereren Leiden häufig vorausgehen), aber trotz zahlreicher und manchmal sehr unangenehmer Untersuchungen ist es bisher nicht möglich gewesen, das Leiden zu diagnostizieren. Anstatt nur die Krankheit zu behandeln, konzentriert sich das homöopathische Heilsystem auf den ganzen Menschen, so daß es mit Hilfe der Homöopathie auch möglich ist, jene erfolgreich zu behandeln, die sich sehr unwohl fühlen, die Schmerzen haben oder unter unangenehmen Symptomen leiden, für die jedoch keine schulmedizinische Diagnose gestellt werden kann. Auf diese Weise kann die Homöopathie den Ausbruch vieler ernster Krankheiten verhindern. Es gibt zahlreiche Faktoren, die zur Entstehung von Krankheit beitragen, so etwa die Schadstoffbelastung, der wir in unserem täglichen Leben ausgesetzt sind, Anfälligkeiten und Schwächen oder eventuell ererbte Neigungen zu bestimmten Krankheiten sowie alle Arten von psychischem und physischem Streß. All diese Faktoren führen dazu, daß die natürlichen Heilkräfte des Körpers versagen, daß die Kraftreserven des Körpers, die zur Selbstheilung benötigt werden, verbraucht sind. Das homöopathische Heilmittel fungiert hier als Aktivator, der die Heilungsenergie wiederaufbaut und so zum Heilungsprozeß beiträgt.

Homöopathie bedeutet wörtlich »ähnliches Leiden« und basiert auf dem Gesetz, Ähnliches mit Ähnlichem zu behandeln: Eine Substanz, die bei einem Gesunden ein bestimmtes Beschwerdebild erzeugen kann, bewirkt bei einer kranken Person mit einem ähnlichen Beschwerdebild Heilung. Homöopathische Heilmittel unterliegen einem ganz speziellen Herstellungsverfahren, wobei nur eine sehr geringe Dosis der jeweiligen Substanz verwendet wird. Dies bedeutet, daß es bei homöopathischen Arzneien weder zu Abhängigkeiten noch zu Nebenwirkungen kommen kann.

Verschiedene Menschen reagieren verschieden auf dieselbe Krankheit. Im Sinne einer ganzheitlichen Behandlung wird ein homöopathisches Mittel deshalb so gewählt, daß es genau für die jeweilige Person passend ist. Aus diesem Grund würde man auch zehn Patienten, die an einem grippalen Infekt leiden, zehn verschiedene Mittel oder Mittelabfolgen verschreiben, obwohl für alle zehn die gleiche Diagnose zutreffend ist. Die individuelle Symptomatik, die persönlichkeitsbedingte Art, mit Streß umzugehen, und die individuellen Eigenschaften und Persönlichkeitsmerkmale variieren jedoch beträchtlich von Mensch zu Mensch.

Oft wird nicht erkannt, daß die Homöopathie aufgrund des holistischen Ansatzes auch in der Lage ist, bei allen möglichen psychischen Problemen und Streßzuständen wie Kummer, Wut, Eifersucht, Ängsten aller Art, Minderwertigkeitsgefühlen, Sorgen, Schüchternheit und Phobien, um nur einige zu nennen, gute Dienste zu leisten. Wenn derartige negative Gefühle nicht behandelt werden, entwickeln sich die meisten davon schließlich zu Faktoren, die bei der Auslösung einer körperlichen Krankheit beteiligt sind. Eine der schönsten Seiten der Homöopathie besteht jedoch darin, daß die Heilmittel ihre Wirkung auf beiden Ebenen, sowohl auf der seelischen als auch auf der körperlichen, entfalten.

Durch die Behandlung mit homöopathischen Heilmitteln wird nicht nur die spezielle Krankheit geheilt; auch das allgemeine gesundheitliche Befinden verbessert sich, und die Lebensqualität wird gesteigert. Negative Gefühle – gleich, welcher Art –, die einen Patienten vielleicht davon abhalten, sich als Individuum voll zu entfalten, werden reduziert oder sogar ganz beseitigt. Man verfügt plötzlich über sehr viel mehr Energie als vorher, und die allgemeine Grundhaltung ist positiver und von mehr Freude gekennzeichnet.

2. Was ist Homöopathie, und wie ist sie entstanden?

Samuel Hahnemann

Samuel Hahnemann, der Begründer des klassischen therapeutischen Systems der Homöopathie, wie sie heute bekannt ist, wurde 1755 in Meissen geboren. Er verfügte über außerordentliche sprachliche Begabungen und finanzierte sein Medizinstudium mit wissenschaftlichen Übersetzungen. Nachdem er ein sehr erfolgreicher Arzt geworden war, kam er zu der Überzeugung, daß viele der angewendeten Verfahren der damaligen medizinischen Praxis für eine erfolgreiche Behandlung der Patienten ungeeignet waren und oft sogar deren Tod beschleunigten. Mit der Zeit verspürte Hahnemann ein zunehmendes Entsetzen gegenüber diesen experimentellen, unwissenschaftlichen und »neumodischen« Methoden, und zwar nicht nur was die Verfahren betraf, die bei körperlichen Krankheiten eingesetzt wurden, sondern auch was die barbarische Behandlung sogenannter Geisteskranker anging. Schließlich gab er seine Praxis auf und wandte sich wieder der Übersetzung wissenschaftlicher Werke zu, um seinen Lebensunterhalt zu verdienen. Dabei übersetzte er jedoch nicht nur. Er überprüfte, korrigierte und kommentierte die Bücher zugleich, was ihm den Respekt und die Bewunderung seiner Kollegen einbrachte.

Das Ähnlichkeitsgesetz

Als Hahnemann eine Materia medica von William Cullen (einem bekannten Professor der Chemie an der Universität von Edinburgh) übersetzte, erschien ihm Cullens Erklärung darüber, warum die Arznei der Chinarinde erfolgreich bei der Behandlung von Malaria eingesetzt wurde, nicht nur als unrichtig, sondern auch als ziemlich absurd. Chinarinde wurde bereits seit 300 Jahren bei der Behandlung von Malaria verwendet, und ihre gute Heilwirkung hatte sich in vielen Fällen bestätigt. Da dies eines der wenigen erfolgreichen Mittel jener Zeit war, galt Hahnemanns besonderes Interesse dieser Substanz. Er war zwar unzufrieden mit Cullens Theorien, wußte jedoch, daß es eine Erklärung für die Heilwirkung von Chinarinde geben mußte. Daraufhin führte er ein Experiment durch, wobei er »einige Tage lang täglich vier Drachmen Chinarinde« einnahm. Die Symptome, die sich bei Hahnemann infolge des Experiments einstellten, ähnelten denen der Malaria. Man nimmt an, daß Hahnemann gerade dieses Experiment in Angriff nahm, weil er durch seine Übersetzungen bereits zu dem Schluß gekommen war, daß die in der Materia medica aufgelisteten Vergiftungserscheinungen, die nach Einnahme unverdünnter Darreichungen beobachtet worden waren, Krankheiten glichen, für die sie *erfolgreich* verschrieben wurden. Er entwickelte daraufhin die Theorie, daß eine Substanz, die bestimmte Symptome in einem Gesunden hervorrufen kann, die gleichen Symptome bei einem Kranken zu heilen vermag. Ihm war bewußt, daß es sich dabei nicht um eine neue Idee handelte.

Vor, während und nach seiner Zeit wurde die Frage allgemein diskutiert, ob eine Krankheit mit Ähnlichem oder Entgegengesetztem behandelt werden sollte. Schon Hippokrates kannte über 2000 Jahre zuvor das Ähnlichkeitsgesetz, welches besagt, daß eine Substanz ähnliche Symptome sowohl heilen als auch hervorrufen kann.

Der Begriff Homöopathie bedeutet wörtlich »ähnliches Leiden« und basiert auf dem Ähnlichkeitsgesetz. Das Ähnlichkeitsgesetz *Similia similibus curentur* – »Ähnliches möge mit Ähnlichem geheilt werden« – ist in der Natur ein allgegenwärtiges Phänomen. Ein scheußlicher Geruch kann zum Beispiel mit einem stärkeren Geruch beseitigt werden, nicht jedoch mit lauter Musik. Unangenehmer Lärm kann mit anderen Geräuschen übertönt werden, nicht jedoch, indem man ein Licht einschaltet. Experimente haben gezeigt, daß Motorengeräusche zum Schweigen gebracht werden können, indem man die Wellenlänge des produzierten Geräusches imitiert. Das Licht der Sterne wird vom stärkeren Tageslicht bei Sonnenaufgang ausgelöscht. Krankheiten können nur dann nebeneinander existieren, wenn sie einander unähnlich sind. Im Fall der Ähnlichkeit zerstören sie sich gegenseitig (sofern man sich nicht einmischt). Nachdem Hahnemann diese Entdeckung gemacht hatte, experimentierte er mit anderen Heilmitteln und Substanzen an sich selbst, an seiner Familie und seinen Freunden und baute eine umfangreiche Materia medica auf.

Die Arzneimittelprüfung

Die Arzneimittelprüfung ist ein homöopathisches Experiment, das mit allergrößter Sorgfalt durchgeführt wird. Die Testsubstanz wird täglich von gesunden Männern und Frauen eingenommen (wobei einer Kontrollgruppe Placebos – also wirkstofffreie Medikamente verabreicht werden). Den Testpersonen wird nicht mitgeteilt, um welche Substanz es sich bei der Prüfung handelt. Alle auftretenden Symptome werden peinlich genau registriert, und alle Symptome, die bei allen Testpersonen, die das Medikament tatsächlich eingenommen haben, auftreten, bilden das eigentliche Ergebnis der Arzneimittelprüfung. Die homöopathische Materia medica ist eine Aufzeichnung dieser Prüfungen, die übrigens als der erste Versuch in der Medizin überhaupt gelten können, Arzneien formal zu testen und zu kategorisieren. Man braucht nur einen kurzen Absatz eines Arzneimittelbildes oder einer Arzneimittelprüfung in einer Materia medica zu lesen, um sich von der Gewissenhaftigkeit, der Sorgfalt und der Beobachtungsgabe, die hier erforderlich sind, zu überzeugen. (Die Nebenwirkungen allopathischer Medikamente – das heißt solcher Medikamente, die in der herkömmlichen Medizin Verwendung finden – sind im Grunde Arzneimittelprüfungen und werden von manchen Ärzten gelegentlich absichtlich als Grundlage herangezogen, um ähnliche Symptome bei Kranken zu behandeln; dies entspricht eigentlich dem homöopathischen Prinzip.) Homöopathische Arzneimittelprüfungen werden nach Hahnemann nur an Menschen, nie an Tieren durchgeführt.

Potenzierung

Als Hahnemann erstmals homöopathische Mittel verabreichte, sah er sich vor ein großes Problem gestellt. Es wurde ihm klar, daß die Verabreichung einer unverdünnten Dosis eines homöopathischen Mittels zu einer gefährlichen Symptomverschlimmerung führen konnte. Das Heilmittel einfach zu verdünnen würde es jedoch schwächen und in seiner Wirkung beeinträchtigen. So entwickelte Hahnemann die Methode der Potenzierung. Bei diesem Verfahren wird die Flasche mit dem flüssigen Heilmittel in *jeder* Phase des Verdünnungsprozesses eine bestimmte Anzahl von Malen kräftig geschüttelt. Hahnemann stellte fest, daß die Energie und die Heilkraft eines Arzneimittels bei jeder Verdünnung zunahm, sofern die Mischung geschüttelt worden war. Dies verhält sich so, obwohl die Substanz bereits nach wenigen Zubereitungsstufen so verdünnt ist, daß kein Molekül der Ursubstanz mehr darin vorhanden sein kann. Es ist sehr wichtig, sich dies bewußtzumachen, da einige homöopathische Heilmittel in ihrer Form als Urtinktur (also bevor sie verdünnt oder verschüttelt werden) giftig sind. Mittels Verdünnung und Verschüttelung werden diese Arzneien jedoch ungiftig und völlig frei von Nebenwirkungen, da alles, was von der Ursubstanz noch übrigbleibt, nichts anderes als ein spezifisches Energiemuster ist. Homöopathische Mittel werden meist aus Pflanzen und Mineralien hergestellt. Dank des Potenzierungsverfahrens können auch Substanzen verwendet werden, die in ihrem Urzustand giftig sind, denn nach der Verdünnung wird die vollkommene Unschädlichkeit des Mittels erreicht, und aufgrund der mit der Verdünnung einhergehenden Verschüttelung bleibt die Arznei zugleich äußerst wirksam. Das Heilmittel ist dann keine potentiell toxische materielle Substanz mehr, sondern ein energetisches Heilmittel mit einer ganz bestimmten eigenen Wellenlänge. Jede Substanz strahlt mit dieser ganz individuellen Wellenlänge Energie aus, wobei die meisten Strahlen nur mit Hilfe äußerst empfindlicher Meßgeräte nachgewiesen werden können. Durch die Potenzierung eines homöopathischen Heilmittels wird die Wellenlänge einer bestimmten Substanz auf die flüssige Arznei übertragen. Experimente haben gezeigt, daß flüssige homöopathische Heilmittel nach dem Gefrieren unverwechselbare Kristallstrukturen aufweisen, die jedem Heilmittel ähnlich seiner individuellen, unverwechselbaren Wellenlänge als bestimmtes, wiedererkennbares Muster eigen sind. Bei Krankheit sind die Körperzellen nicht voll funktionsfähig, und eine Veränderung der

Strahlung bzw. der Wellenlängen wird beobachtbar. Die durch eine schlechte Gesundheit hervorgerufenen Veränderungen der Wellenlängen können nur durch ein Heilmittel wiederhergestellt werden, das in der Lage ist, ähnliche Wellenlängen zu produzieren – man benötigt, mit anderen Worten, ein »homöopathisches« Heilmittel.

Der modernen Physik zufolge zeigt Materie je nach Perspektive entweder partikel- oder wellenartige Wahrscheinlichkeits- oder Aktivitätsmuster. Dies beweist, daß Materie nicht einfach fest ist. Subatomare Elementarteilchen haben Eigenschaften, die nur in ihrer Interaktion mit anderen Systemen, die wiederum Verbindungen zwischen noch weiteren Systemen bilden, definierbar und beobachtbar sind. Sie haben als isolierte Einheiten absolut keine Bedeutung. Materie ist also nicht passiv und träge, wie wir zu denken geneigt waren, sondern vibriert in Übereinstimmung mit bestimmten rhythmischen Energiemustern. Materie ist dynamisch. Die Quantenphysik zeigt, daß Materiepartikel während des beschleunigten Kollisionsprozesses von Partikeln entstehen und zerstört werden und daß ihre Masse in Energie umgewandelt wird. Diese Tatsachen sollten uns helfen, die Funktionsweise eines homöopathischen Heilmittels zu verstehen. Das Prinzip kollidierender Partikel kommt (wenn auch weitaus langsamer) in der Potenzierung homöopathischer Arzneien zur Anwendung. Eine einfache Verdünnung würde das Mittel nur in seiner Wirkung abschwächen, während die mit der Verdünnung einhergehende Verschüttelung Energie aus der Masse der Heilmittelsubstanz herauslöst und auf die Trägerflüssigkeit überträgt.

In der Schulmedizin wird Krankheit heute meist als ein physischer oder chemischer »Betriebsschaden« von Einzelteilen erklärt. Wäre diese mechanistische Sicht wahr, würden wir alle jedesmal krank werden, wenn wir in Kontakt mit einem Krankheitserreger kämen. Die Mehrzahl von uns ist jedoch die meiste Zeit ziemlich unbeeinflußt von den vielen Viren und Bakterien, die sich in und um uns herum befinden. Krank werden wir erst, wenn in unserem Körper eine entsprechende Neigung dazu besteht und wir anfällig sind. Wir werden jedoch nicht alle aufgrund von Krankheitserregern ständig krank. Daraus können wir schließen, daß Krankheit keinesfalls nur chemisch oder mechanisch erklärbar sein kann, sondern daß ihr Ursprung dynamisch sein muß. Damit eine Arznei vollkommen homöopathisch wird, sollte sie also nicht nur in der Lage sein, die Symptome hervorzurufen, die sie heilen soll, sie sollte auch dynamisch sein (das heißt mittels Verschüttelung potenziert), da der Ursprung der Krankheit ja auch dynamisch ist. Durch die Jahrhunderte hat man dieser dynamischen Energie viele Namen gegeben, unter anderem Vitalkraft, Vitalkörper, Lebenskraft, Vitalität usw. Wie wir diese Energie auch immer nennen, bei genauerem Nachdenken können wir ihre Existenz nicht verleugnen, und zwar nicht nur ihre Existenz in uns selbst, sondern auch überall in der gesamten natürlichen Welt. Ihre Kraft, Ordnung und Harmonie herzustellen, ist überall um uns herum anwesend. Diese Lebensenergie ist es, die den gesamten menschlichen Organismus mit Leben füllt und steuert. Ohne sie wären wir nichts anderes als ein Sortiment verschiedener Chemikalien, die sich zersetzen und absterben würden. Jede Krankheit nimmt ihren Ursprung auf dieser dynamischen Ebene, wenn die natürlichen Heilkräfte des Körpers versagen. Das homöopathische Heilmittel kann dann als Aktivator des Heilungsprozesses fungieren.

Miasmen

Hahnemann stellte in manchen Fällen fest, daß die Verabreichung des *Simillimums*, also des homöopathischen Heilmittels, und die Beseitigung jeglicher offensichtlicher zusätzlicher Krankheitsursachen nicht immer zur Heilung führten. Er glaubte, die Symptome seien in solchen Fällen Zeichen einer viel tiefer liegenden chronischen Erkrankung; er entwickelte die sogenannte Miasmentheorie. In der konventionellen Behandlung werden Medikamente aufgrund ihrer gegensätzlichen Wirkung verordnet, wobei sie eine dem natürlichen Heilungsprozeß entgegengesetzte Wirkungsrichtung haben. Die Medikamenteneinnahme führt so zu einer Unterdrückung der natürlichen Zentrifugalaktivität, mit deren Hilfe die Krankheit sonst ein Ventil fände. Die Körperzellen können nun jedoch nicht mehr ihre Funktion voll erfüllen, und ihre Wellenlängen und Strahlen verändern sich, was zu langfristigen Veränderungen in ihrem Schwingungsmuster führt. Die Symptome sind also trotz erfolgreicher schulmedizinischer Behandlung und scheinbarer »Genesung« nur von der Oberfläche verdrängt worden und werden schließlich als tieferliegende Erkrankung wieder auftreten. Diese energetische Veränderung schwächt und reduziert die vorhandene Vitalkraft, und es ist möglich, daß die so entstandene Schwäche von Generation zu Generation weitergegeben wird. In der herkömmlichen Medizin wird akzeptiert, daß Neigungen zu bestimmten Krankheiten familienbedingt oder vererbbar sind. Die Homöopathie erklärt jedoch, wie und warum dies geschieht und wie es in Zukunft vermieden werden kann. Wir können miasmatische Schwächen genauso wie unser Aussehen und andere Eigenschaften erben. Das Miasma ist eine Schwäche, die dadurch entsteht, daß Krankheitssymptome nicht wirklich geheilt, sondern unterdrückt und in den Körper zurückgetrieben werden. Um dieses einer endgültigen Heilung im Weg stehende Hindernis zu beseitigen, verabreichte Hahnemann eine Potenz des entsprechenden Krankheitsprodukts. Er stellte fest, daß die anschließende Gabe des *Simillimums* die endgültige Heilung zur Folge hatte.

Gesamtheit

Die Tatsache, daß Materie nur über eine Interaktion mit anderen Systemen definierbar ist und daß diese Systeme wiederum mit noch weiteren Systemen verbunden sind, weist hin auf die grundsätzliche Einheit des Universums und darauf, daß kein Einzelteil isoliert existieren kann. Materie aller Art erscheint nun als ein komplexes Netz von Verknüpfungen zwischen den verschiedenen Teilbereichen, die zu einem Ganzen miteinander verbunden sind. Diesem Prinzip der Ganzheit kommt auch in der Homöopathie ein bedeutender Stellenwert zu. Der Patient soll ganzheitlich behandelt werden – die Gesamtheit seiner Symptome sollte zur Wahl des homöopathischen Heilmittels führen. Dabei werden geistige, seelische und körperliche Symptome genauso berücksichtigt wie Besonderheiten, die bei der Betrachtung des Patienten im Kontext seiner Beziehungen zur Außenwelt auffallen, ebenso alle äußeren Streßfaktoren, Belastungen und sonstigen Einflüsse. Es besteht ein großer Unterschied zwischen dieser Art der Behandlung und der konventionellen Therapie, bei der die Aufmerksamkeit fast ausschließlich dem Körperteil gewidmet wird, der seine Funktion nicht mehr erfüllt, so als existiere dieser Teil isoliert vom Rest des Körpers, der Persönlichkeit und der Welt.

Was heute unter dem Begriff der Naturheilkunde bekannt ist, findet man im Grunde auch als Teil des therapeutischen Systems in der klassischen Homöopathie, wie sie von Hahnemann begründet wurde. Die Naturheilkunde ist Teil des Konzepts der ganzheitlichen Behandlung des Menschen, wobei alle äußeren und umweltbedingten Einflüsse mit einbezogen werden. Hahnemann vertrat die Meinung, schlechte Lebensbedingungen, feuchte Behausungen, Hunger, Mangel an frischer Luft und an Licht, Schmutz und überfüllte Wohnverhältnisse (häufig vorkommende Mängel in der damaligen Zeit) trügen zur Entstehung von Krankheiten bei. Wie auch mit anderen seiner Anschauungen war Hahnemann damit seiner Zeit weit voraus. Während einige dieser Faktoren in der Dritten Welt noch stets zur Entstehung von Krankheiten beitragen, hat man es heute in vielen Gegenden der Welt mit völlig anders gearteten Krankheitsursachen zu tun. Nun können es Schadstoffe sein, die durch ein Übermaß an Essen und Trinken, durch Trenddiätpläne oder eine ungesunde Ernährung angehäuft werden. Auch ein Mangel an Bewegung oder ein plötzliches Übermaß an Bewegung sind hier zu nennen. Als weitere Faktoren gelten Aluminium und andere Zusätze in unseren Trinkwasservorkommen, allopathische Medikamente und Genußmittel sowie die vielen hundert verschiedenen Chemikalien, die auf die Felder gegeben werden, und die hormonellen Wachstumsfördermittel und Antibiotika, die der Viehnahrung beigemischt werden. Dann können auch noch ererbte miasmatische Schwächen, die Schnelligkeit des modernen Lebens, Überreizung und häufig auch übermäßiges Fernsehen oder Spielen am Computer sowie die Unfähigkeit, sich an Veränderungen anzupassen oder mit Streß fertig zu werden, für die Entstehung von Krankheiten verantwortlich sein. Sollte nur einer dieser Faktoren zu den Beschwerden des Patienten beitragen, so muß er möglichst behoben und vermieden werden, damit sich die Gesundheit wieder einstellen kann. Ein Patient, der sich für eine homöopathische Behandlung entscheidet, muß bereit sein, verschiedene Aspekte seines bisherigen Lebensstils zu überdenken und entsprechend anzupassen. So kann er aktiv dazu beitragen, daß die Krankheit beseitigt wird und er eine bessere Gesundheit erhält.

Einzelmittelgabe

Die Wichtigkeit, nur ein Mittel zu verabreichen und nicht ein Arzneiengemisch, wie es in vielen allopathischen Rezepturen damals wie heute enthalten ist, wurde von Hahnemann schon betont, bevor er überhaupt mit seiner homöopathischen Tätigkeit begann. Er meinte, die genaue Arzneimittelgabe könne nur erreicht werden, indem nur eine Substanz zu einer bestimmten Zeit gegeben und ihre Wirkung beobachtet wird. Bei der homöopathischen Heilmittelverabreichung ist es sogar noch wichtiger, jeweils nur ein Heilmittel zu wählen, unter anderem weil die Arzneimittel ja auch einzeln und nicht als Mixturen geprüft werden. Die Mittel Ferrum metallicum und Phosphorus haben unterschiedliche Arzneimittelprüfungen und Heilmittelbilder; das Arzneimittelbild von Ferrum phosphoricum weist Ähnlichkeiten zu beiden auf, hat jedoch ein eigenes unverkennbares Arzneimittelbild. Es ist entscheidend, ein Heilmittel zu finden, das in allen wichtigen Aspekten dem Beschwerdenbild des Patienten so ähnlich wie möglich ist. Das Arzneimittel wird erst dann gewechselt, wenn sich das Beschwerdenbild des Patienten ändert.

Zusammenfassung

Bei der Homöopathie wird eine kranke Person mit einem Heilmittel behandelt, das bei einem Gesunden ähnliche Symptome hervorrufen würde. Eine Substanz kann nur zur Heilung jener Symptome beitragen, die sie auch verursachen kann. Das Heilmittel sollte mit Hilfe eines Prozesses der stufenweisen Verdünnung und Verschüttelung potenziert werden, so daß der Patient es ohne Bedenken einnehmen kann und es zugleich dynamisch wird, weil ja das Wesen des Krankheitsursprungs ebenfalls dynamisch ist. Der Homöopath muß alle Symptome, die der Patient aufweist, berücksichtigen und ein Heilmittel aus der homöopathischen Materia medica wählen, das ähnliche Symptome hervorrufen kann. Die homöopathische Materia medica ist eine Aufzeichnung aller Arzneimittelprüfungen und Arzneimittelbilder der verschiedenen Heilmittel. Der Homöopath sollte außerdem versuchen, alle Ursachen und schlechten Gewohnheiten, die zur Krankheit beitragen können, auszuschließen. Symptome sind nicht Zeichen eines krankheitsverursachenden Prozesses, sondern eines Heilungsprozesses. Sie sind die Bemühungen der erkrankten Person, die innere Ordnung aufrechtzuerhalten, indem die Krankheit an die Peripherie gedrängt wird. Die Symptome sind dann das äußere Zeichen, nicht die Erreger oder die Krankheit selbst. Das homöopathische Heilmittel ist eine Energie, die dem unverwechselbaren Beschwerdenbild einer bestimmten Person entspricht und diese Person in ihren Bemühungen unterstützt, sich von der Krankheit zu befreien. Bei der Verabreichung allopathischer (konventioneller) Medikamente verfährt man genau umgekehrt. Es werden rein materielle Arzneien verordnet, die deshalb gewählt werden, da sie dem Beschwerdenbild des Patienten genau entgegengesetzte Symptome hervorrufen. Wenn der Patient genug Energie hat, wird er die Krankheit trotz der gegensätzlichen Medikation weiterhin abwehren. Deshalb müssen viele allopathische Medikamente in ihrer Stärke erhöht werden, damit sie die Symptome vollständig zurückdrängen können. Geschieht dies, dann wird die vorliegende Krankheit beseitigt, wobei sich jedoch nur die Krankheitsebene nach innen verschoben hat, wo nun eine weitaus ernstere Krankheit entstehen kann. Ein bekanntes Beispiel dafür ist Asthma, das auf die Unterdrückung von Ekzemen folgt. Für einen Homöopathen ist es nicht nötig, das diagnostische »Etikett«, mit dem ein Patient versehen wurde, zu kennen; im ungünstigsten Fall könnte eine derartige Festlegung sogar dazu führen, daß der Homöopath den Menschen vor sich nicht mehr in seiner individuellen Einmaligkeit sieht. Während der Homöopath den Patienten behandeln kann, bevor die Krankheit so schlimm wird, daß ihr überhaupt ein diagnostisches »Etikett« verliehen wird, kann der Allopath oder herkömmliche Arzt ohne »Etikett« erst gar nicht mit der Behandlung beginnen. Während der Homöopath den Patienten im ganzen und in seinen Beziehungen zur Umwelt betrachtet, spezialisieren sich Allopathen immer mehr, bis es für jeden Körperteil einen Spezialisten gibt, aber niemand mehr in der Lage ist, den Patienten in seiner Gesamtheit zu sehen. Die Homöopathie hat die Zeit überdauert und ist auf vernünftigen, soliden und unveränderlichen Naturgesetzen gegründet. Homöopathie ist keine Modeerscheinung – und außerdem ist sie vollkommen unschädlich.

3. Akute und chronische Beschwerden

Akute Beschwerden haben immer einen klar definierbaren Anfang und ein klar definierbares Ende. Dies ist beispielsweise bei Fieber, Erkältungen, Husten, Lebensmittelvergiftungen oder einem Sonnenstich der Fall. Das vorliegende Buch befaßt sich ausschließlich mit akuten Beschwerden. Dabei sollte sich der Leser aber unbedingt dessen bewußt sein, daß akute Krankheiten die akuten Verschlimmerungen einer zugrundeliegenden chronischen Krankheit sind. Die Vitalkraft oder Vitalenergie, die uns alle am Leben erhält, ist ständig darum bemüht, eine sich nach innen richtende Verlagerung chronischer Krankheiten zu verhindern und die Ordnung im Körper wiederherzustellen und aufrechtzuerhalten. Dabei wird der innerste Kern geschützt und die Krankheit an den Rand gedrängt. Gelingt dem Körper dies, kommt es zu einem akuten Krankheitsausbruch. Dies ist eine gute und keine schlechte Sache, sofern die Krankheit nicht unterdrückt und wieder nach innen zurückgedrängt wird. Wenn homöopathische Mittel in dieser entscheidenden Phase zur Anwendung kommen können, bestehen gute Aussichten auf eine Heilung. Die homöopathische Behandlung regt die körpereigenen Heilkräfte an, indem sie die Krankheit an die Oberfläche bringt. Da die Krankheit erfolgreich ausgetrieben worden ist, kommt die Person insgesamt gestärkt und nicht geschwächt aus diesem Prozeß hervor. Letzteres ist der Fall, wenn die Krankheit mittels allopathischer (herkömmlicher) Behandlung unterdrückt worden ist. Chronische Beschwerden, die schulmedizinisch behandelt werden, oder solche, die bei Menschen mit geringer Vitalität unbehandelt bleiben, können anhand ihrer Wanderrichtung erkannt werden. Sie verlagern sich von weniger wichtigen Organen auf wichtigere, von außen nach innen und von unten nach oben. Bei Menschen, die an Rheuma leiden, kann man zum Beispiel häufig beobachten, daß die Erkrankung in den Knien beginnt und dann zu den Hüften aufsteigt oder in den Fingern anfängt und dann größere Gelenke angreift. Während chronische Krankheiten nach innen wandern, ist die natürliche Vitalität eines Menschen ständig darum bemüht, solche Krankheiten nach außen zu treiben, was sich normalerweise in Form eines wie auch immer gearteten akuten Krankheitsausbruchs manifestiert. Es ist daher besonders wichtig, eine akute Erkrankung nicht zu unterdrücken, da man dadurch eine den natürlichen Heilungsenergien des Körpers entgegengesetzte Richtung einschlüge. Es ist immer von entscheidender Wichtigkeit, Körperabsonderungen oder Ausschläge nicht zu unterdrücken, weil es sich dabei stets um Anzeichen dafür handelt, daß der Körper sein Bestes tut, um sich von einer akuten Krankheit zu befreien und die heimtückische Verlagerung der chronischen Krankheit nach innen zu verhindern. In dieser Phase fungiert das homöopathische Heilmittel als Aktivator der Vitalität, damit eine echte Heilung, die sich an den natürlichen Heilungsprozessen orientiert, durch Verschiebung der Krankheit von innen nach außen vollzogen werden kann. Die herkömmliche Medizin arbeitet in dieser Phase fast immer entgegen den natürlichen Heilungsprozessen und treibt die Krankheit zurück ins Innere. Bei der Behandlung von Ekzemen wird der durch die

Unterdrückung entstehende Schaden immer besonders offensichtlich. Kortikoidsalben sorgen dafür, daß die Haut äußerlich verheilt, aber innerhalb etwa eines Jahres erkranken viele Patienten dann an Asthma, da sich die Krankheit von der Peripherie, der Haut, nach innen, auf die Lungen, verlagert hat. Als weiteres Beispiel kann die Unterdrückung von Schnupfen während einer Erkältung genannt werden, die fast immer Kopfschmerzen und verstopfte Nasennebenhöhlen zur Folge hat. Dies sind zwei typische und häufig zu beobachtende Beispiele von Symptomunterdrückung, ein Phänomen, das fast ausnahmslos Ergebnis allopathischer Medikation zu sein scheint. Deren Hauptfunktion besteht nämlich darin, Medikamente zu verabreichen, die dem Leiden des Patienten entgegengesetzte Symptome hervorrufen und den natürlichen Heilungsprozessen zuwiderlaufen.

Wenn man Menschen, die bisher nur konventionell behandelt wurden, vorsichtig befragt, stellt sich heraus, daß die Krankheiten, an denen sie in ihrem bisherigen Leben gelitten haben, zunehmend ernster geworden sind und daß dabei immer mehr innere und wichtige Körperfunktionen betroffen worden sind. Die Folgen einer solchen Symptomunterdrückung können sich entweder sofort oder erst viele Jahre später zeigen. Chronische Krankheit ist ebenso wie Gesundheit ein kontinuierlicher Lebensprozeß. Eine Diagnose sagt aus, daß die jeweilige Krankheit zufällig zu einer bestimmten Zeit ausgebrochen ist, aber es gibt immer auch eine Krankheitsursache, die in der Vergangenheit zu suchen ist, und man kann immer auch eine Prognose für die Zukunft stellen. Die in der Vergangenheit liegende Krankheitsursache könnte eine miasmatische Schwäche sein (die an die nächste Generation weitergegeben wird, wenn sie nicht homöopathisch behandelt wird); es könnte sich aber auch um Schadstoffbelastungen aller Art, negative Gedanken oder negatives Verhalten und viele andere Faktoren handeln, die zu einer Krankheit beitragen können. Die Prognose hängt davon ab, ob homöopathische Mittel benutzt werden, um dem Körper bei der Aktivierung der natürlichen Heilungskräfte zu helfen, so daß er sich von der Krankheit befreien kann, oder ob allopathische (herkömmliche) Medikamente eingesetzt werden, die eine Unterdrückung der Vitalität fortsetzen und dazu führen, daß sich die Krankheit unweigerlich nach innen verlagert und dort noch schwerere Leiden und weitere chronische Krankheiten auslöst. Wir müssen unbedingt erkennen, daß die Art und Weise, wie wir uns heute behandeln, unsere Gesundheit (oder Krankheit) von morgen reflektiert und daß unser heutiger Gesundheitszustand ein Spiegel dessen ist, wie wir (und unsere Vorfahren) in der Vergangenheit behandelt wurden. Es dauert vielleicht einige Zeit, bevor sich die schädlichen Folgen der Symptomunterdrükkung an der Oberfläche manifestieren, aber daß sie es irgendwann tun werden, steht mit Sicherheit fest.

4. Die Vorteile der homöopathischen Behandlung von Kindern

Beim Heranwachsen Ihrer Kinder können Sie in jeder Entwicklungsphase erneut feststellen, welche guten Dienste Ihnen die Homöopathie erweisen kann. Das fängt schon bei der Verwendung von Arnica zur Verhinderung eines Schocks während der Geburt an. Bei einer Zangengeburt kann Arnica auch zur Vermeidung von Verletzungen eingesetzt werden. In den ersten Lebensmonaten und der darauffolgenden Zeit können bei Säuglingen viele akute Beschwerden auftreten, deren Behandlungsweise in diesem Buch beschrieben ist. Zu diesen Beschwerden zählen etwa Koliken, Zahnungsbeschwerden, Ohrentzündungen, Infektionen und Schmerzen aller Art, erhöhte Temperatur bei fiebrigen Erkältungen und grippalen Infekten sowie Halsschmerzen und Husten. Da die Heilmittel ihre Wirkung sehr rasch entfalten, wird

sich Ihr Baby dank der Homöopathie sehr viel wohler und zufriedener fühlen als ohne eine solche Behandlung, und auch Sie brauchen keine endlosen schlaflosen Nächte zu ertragen.
Wenn Kinder krabbeln und laufen lernen und dann mit zunehmendem Alter immer abenteuerlustiger werden, lassen sich kleine Unfälle in Haus und Garten nicht mehr vermeiden. Sie werden überrascht sein, wie schnell die homöopathischen Mittel in solchen Situationen wirken. Unfälle und Verletzungen, bei denen Sie selbst die nötige Verarztung vornehmen können, sind Thema des zweiten Kapitels. Schließlich werden Sie auch feststellen, daß Sie Ihren Kindern mit homöopathischen Heilmitteln bei akuten Beschwerden wie Husten, Krupp, Kopfschmerzen, Grippe, Reisekrankheit und Nervosität vor Klassenarbeiten und Prüfungen oder vor dem Zahnarztbesuch sehr helfen können.
Die akuten Beschwerden Ihrer Kinder werden sehr viel schneller beseitigt, wenn sie mit homöopathischen Mitteln und nicht mit konventionellen Medikamenten behandelt worden sind. Wenn Ihr Kind zum Beispiel akut unter Ohrenschmerzen leidet, die durch eine Mittelohrentzündung hervorgerufen wurden, und Sie in den Lage sind, das richtige homöopathische Mittel einzusetzen, sollte es zu einer sofortigen Verbesserung und einer Linderung der Schmerzen innerhalb von ungefähr zehn bis fünfzehn Minuten (manchmal sogar in sehr viel kürzerer Zeit) kommen, woraufhin innerhalb weniger Stunden, manchmal auch innerhalb von maximal ein bis zwei Tagen, eine vollständige Heilung erfolgt. Bei der homöopathischen Behandlung Ihres Kindes wird ein Heilmittel verabreicht, das mit den natürlichen Heilkräften des Körpers zusammenarbeitet. Werden dagegen Antibiotika zur Behandlung von Infektionen eingesetzt, dauert es mindestens fünf bis sieben Tage, bis es zu einer Besserung kommt. Bei der konventionellen Therapie treten die Beschwerden häufig immer wieder auf, bis die Symptome genügend oft mit Antibiotika zurückgedrängt worden sind und ernstere chronische Krankhei-

ten daraus resultieren (obwohl sich dies erst Jahre später manifestieren kann). Wenn eine homöopathische Behandlung erfolgt, wird sich Ihr Kind nach der Krankheit viel besser fühlen als vorher, während bei der herkömmlichen Behandlung häufig schädliche Nebenwirkungen als Folge der Medikamenteneinnahme auftreten. Es muß sich dabei gar nicht einmal um ernste Nebenwirkungen handeln. Sie können dennoch äußerst ärgerlich und lästig sein und viel Zeit beanspruchen, bis sie völlig abgeklungen sind (beispielsweise Pilzinfektionen nach der Anwendung von Antibiotika).

Die Verwendung homöopathischer Mittel bei akuten Beschwerden wirkt auf ganz ähnliche Weise auch vorbeugend gegen langwierige Leiden. Wenn Ihr Kind zum Beispiel hohes Fieber bekommt, womit sich ein zwei oder drei Wochen dauernder grippaler Infekt ankündigen könnte, und Sie das entsprechende homöopathische Heilmittel verabreichen, werden Sie in der Lage sein, die Krankheit im Keim zu ersticken. Es kommt fast unmittelbar zu einer Verbesserung, und alle Symptome verschwinden normalerweise innerhalb weniger Stunden, maximal innerhalb von ein oder zwei Tagen. Kinder haben im allgemeinen sehr viel Energie und sprechen aus diesem Grund häufig ganz besonders schnell auf homöopathische Heilmittel an, was für den Behandler natürlich auch sehr angenehm ist, besonders wenn Sie als Eltern besorgt sind und sich fragen, ob Sie das richtige Mittel verabreicht haben. Es ist einfach wunderbar, dem Leiden der Kleinen ein so schnelles und wirksames Ende bereiten zu können.

Ein vielleicht weniger wichtiger Faktor, der aber praktische Bedeutung hat, kann darin gesehen werden, daß den Kindern die homöopathischen Mittel fast immer sehr gut schmecken; deshalb sind sie gerne bereit, diese Arzneien einzunehmen. Das gilt sogar schon für kleine Babys. Außerdem sind die homöopathischen Heilmittel völlig unschädlich, und selbst wenn Ihr Kind versehentlich eine Arznei ergattern und die ganze Flasche auf einmal leeren sollte, kommt es zu keinen nachteiligen Wirkungen. Ein weiterer Vorzug der homöopathischen Behandlung besteht darin, daß Sie nicht stundenlang mit Ihrem kranken Kind in einem überfüllten Wartezimmer sitzen müssen, denn die homöopathischen Heilmittel können Sie ja bequem zu Hause verabreichen, und die Zeit bis zur Linderung der Beschwerden ist kürzer als die Zeit, die Sie im Wartezimmer Ihres Hausarztes verbracht hätten. Zu den chronischen Beschwerden, bei denen Ihnen ein praktizierender Homöopath behilflich sein kann, gehören Bettnässen, langsame Entwicklung sowie jede Art von Zurückgebliebenheit, übermäßige Nervosität oder Schüchternheit, heftige Temperamentsausbrüche und störendes Verhalten, Neuromyasthenie, Alpträume, nächte- oder tagelanges Schreien bei Säuglingen, Abstillprobleme, Asthma und Atemprobleme, Ekzeme, Epilepsie, Legasthenie, Allergien verschiedener Art sowie chronische Neigung zu Fieber und zu bestimmten Störungen wie Drüsenschwellung, Mandel-, Ohren- oder Blasenentzündung und viele andere ernste Beschwerden. Da bei der homöopathischen Therapie der Mensch im ganzen behandelt wird und die Heilmittel nicht nur entsprechend den körperlichen Beschwerden und Modalitäten, sondern auch in Abstimmung mit den individuellen Charaktereigenschaften, Stimmungen und Persönlichkeitsmerkmalen ausgewählt werden, stellen Sie bald fest, daß bei Ihrem Kind nicht nur eine körperliche Besserung als Folge der homöopathischen Behandlung eintritt, sondern auch eine gleichzeitige Verbesserung des Temperaments unweigerlich damit einhergeht. Ein anhängliches, weinerliches und extrem schüchternes Kind zum Beispiel wird durch die Behandlung unabhängiger und mutiger, ein schlechtgelauntes, wütendes und ungeduldiges Kind wird umgänglicher und freundlicher. Dies ist sowohl bei der Behandlung einer akuten als auch bei der Behandlung einer chronischen Krankheit zu beobachten. Eine Verbesserung des Temperaments ist übrigens immer ein sehr gutes Zeichen, denn eine Linderung der körperlichen Beschwerden läßt dann nicht mehr lange auf sich warten, wenn sie nicht bereits eingesetzt hat. Kinder im Pubertätsalter erleben die Heilmittel sowohl bei der Behandlung von körperlichen als auch bei der Behandlung von emotionalen Problemen als äußerst förderlich, selbst wenn sie in der Vergangenheit noch nicht homöopathisch behandelt worden sind. Kinder, insbesondere aber Teenager, die das Bedürfnis verspüren, über ihre Probleme zu reden, und psychologische Hilfe aufsuchen oder in eine Beratungsstelle gehen, erleben eine große Verbesserung, wenn die psychologische Behandlung mit homöopathischen Mitteln kombiniert wird. Zu den Problemen, bei denen beide Therapieformen besonders gut harmonieren, gehören beispielsweise Trauer, posttraumatisches Streßsyndrom, Sucht sowie viele andere psychische Probleme oder Verhaltensstörungen.

Ohne die äußerst nützliche Rolle außer acht zu lassen, die homöopathische Heilmittel bei der Behandlung akuter Kinderkrankheiten spielen können (siehe viertes Kapitel), können die Hauptvorteile der Verwendung homöopathischer Mittel bei der Behandlung von Kindern meiner Meinung nach folgendermaßen zusammengefaßt werden:

1. Bei akuten Krankheiten, Unfällen und in Notfällen stellt sich mit überraschender Geschwindigkeit eine Besserung ein. Viele meiner Patienten können einfach nicht glauben, wie schnell dies vonstatten gehen kann.
2. Da es so schnell zu einer Besserung kommt, wird dem Kind viel Quälerei erspart.
3. Da Ihre Kinder keine allopathischen Medikamente eingenommen haben, besteht kein Risiko von Nebenwirkungen, denn homöopathische Heilmittel sind absolut unbedenklich. Nebenwirkungen, die von konventionellen Pharmazeutika hervorgerufen werden, sind äußerst lästig und lassen sich nicht so

einfach beseitigen, selbst wenn es sich um nicht besonders ernste handelt.

4. Die akute Erkrankung wird nicht unterdrückt, weil homöopathische Heilmittel die natürlichen Heilkräfte des Körpers unterstützen. Dies ist bei akuten Kinderkrankheiten (siehe viertes Kapitel) besonders wichtig. Durch die Vermeidung einer Krankheitsunterdrückung – und infolgedessen durch die Vermeidung eines Ausbruchs einer ernsteren chronischen Krankheit zu einem späteren Zeitpunkt – spielt die Homöopathie eine bedeutende Rolle in der Krankheitsvorbeugung.
5. Da Ihre Kinder homöopathisch behandelt werden und deshalb keine Symptomunterdrückung stattfindet, leisten Sie außerdem einen Beitrag zu einem gesünderen Leben in der Zukunft, und zwar nicht nur kurzfristig, sondern auch langfristig gesehen. Dies bedeutet nicht nur, daß Ihre Kinder an weitaus weniger Erkrankungen leiden, wenn sie älter werden, sondern auch, daß sie von ganz besonderer geistiger und emotionaler Gesundheit geprägt sind und folglich in der Lage sein werden, das Beste aus sich selbst zu machen. Sie werden der Welt insgesamt etwas zu geben haben, anstatt nur von ihr zu nehmen. Wenn Ihre Kinder in die Pubertät kommen, ist die Wahrscheinlichkeit, daß sie gelangweilt, stur oder schwierig werden, weitaus geringer. Vielmehr werden sie mehr Selbstvertrauen besitzen, als es sonst der Fall gewesen wäre, und sie werden daher weitaus weniger gefährdet sein, Gruppenzwängen zu unterliegen, die Experimente mit Drogen vorschreiben oder zu anderen destruktiven Verhaltensweisen anregen. Dank der homöopathischen Behandlung wird das Leben schöner, vollständiger, und es wird einfach viel weniger von Leid und Quälerei geprägt sein.

5. Antworten auf Kritik an der Homöopathie

Bis vor kurzem bezog sich einer der Hauptkritikpunkte, die im Zusammenhang mit der Homöopathie genannt wurden, auf die geringe Dosierung. Es wurde für absurd gehalten, daß das Heilmittel überhaupt etwas – zum Besseren oder zum Schlechteren – bewirken kann, da ja nach den Verdünnungen keine meßbare Menge an Ursubstanz mehr darin enthalten ist. Die Bedeutung des Potenzierens wurde dabei nicht beachtet. Durch das Aufkommen der modernen Physik, insbesondere der Quantentheorie, kann nun jedoch erklärt werden, inwiefern Materie auch Bewegung und Energie mit einbezieht und daß Materie nicht einfach nur träge ist, wie früher geglaubt wurde. Dadurch ist erklärt, daß das Heilmittel durch die Verschüttelung während jeder Phase des Potenziervorganges (der so wesentlich ist) faktisch energetisiert wird. Leider scheint die Quantentheorie in der Allgemeinheit bisher wenig verstanden zu werden, und es gibt immer noch Menschen, die aufgrund der geringen Dosierungen ablehnend gegenüber der Homöopathie eingestellt sind.
Es herrscht nun ein viel größeres allgemeines Bewußtsein darüber, daß die Energie des Menschen (wenngleich sie technisch nicht feststellbar ist) eine wesentliche Rolle im Heilungsprozeß spielen muß, und Therapien, die eine Stimulierung der natürlichen Heilungsenergie auf bestimmte Weise fördern (wie Homöopathie und Akupunktur), stoßen nun häufiger auf Akzeptanz. Wie die Heilungsenergie eigentlich funktioniert, wird noch nicht richtig verstanden, obwohl die moderne Physik dies wiederum etwas begreifbarer macht.
Ein weiterer Kritikpunkt betrifft den Wirksamkeitsnachweis und die medizinische Überprüfung homöopathischer Heilmittel. In der allopathischen (konventionellen) Medizin werden bestimmte Medikamente im Zusammenhang mit bestimmten, klar definierten Krankheiten getestet, was durchaus angebracht ist, wenn man

nur die Krankheit behandelt. Der Homöopath behandelt jedoch das Gesamtbild des Menschen. Persönlichkeitsmerkmale, allgemeine Vorlieben und Abneigungen aller Art, alle Einzelheiten der körperlichen Beschwerden sowie miasmatische Schwächen (siehe S. 21) sind bei der Wahl eines bestimmten Heilmittels von Bedeutung. Selbst wenn man nur einfache Erkältungskrankheiten oder Fieber behandelt (siehe Kapitel III), steht eine große Auswahl an Heilmitteln zur Verfügung. Das passende Mittel muß eine Ähnlichkeit zu Verhalten und Befinden des Patienten und nicht zu dem Krankheitsetikett, das ihm verliehen wurde, aufweisen. Wie bereits erwähnt wurde, könnte man eine Reihe von Patienten vor sich haben, die alle mit derselben Diagnose versehen wurden, und jede Person würde ein anderes homöopathisches Heilmittel oder eine andere Abfolge von Heilmitteln erhalten, weil jeder Mensch andere Persönlichkeitsmerkmale, andere Eigenschaften, andere Modalitäten usw. aufweist, auch wenn alle an derselben Krankheit leiden. Keine zwei Menschen sind genau gleich, und deshalb ist es unmöglich, homöopathische Medikamente auf dieselbe Weise zu testen wie allopathische, denn dies würde das Wesen der Homöopathie gänzlich außer acht lassen, welches besagt: *ein Heilmittel wählen, das in der Lage ist, in einer gesunden Person Symptome hervorzurufen, die dem spezifischen Krankheitsbild ähneln, das eine bestimmte kranke Person aufweist, anstatt ein Mittel zu wählen, das der genannten Krankheit entspricht.* Alle homöopathischen Heilmittel werden jedoch ausführlich geprüft, und Homöopathen wissen genau, was eine bestimmte Arznei alles heilen kann, sofern sie dem jeweiligen Fall entspricht. Homöopathen haben in der Regel überhaupt größere und detailliertere Kenntnisse ihrer Heilmittel, als Allopathen auf der Grundlage herkömmlicher Versuchsmethoden über die allopathischen Medikamente wissen. Man scheint außerdem vergessen zu haben, daß es Hahnemann war, der als erster die Idee der Arzneimittelprüfung einführte. Sie wurde nur später den Bedürfnissen der allopathischen Medizin angepaßt. In letzter Zeit wurden die verschiedenen Forschungsmethoden vermehrt diskutiert, und es bleibt zu hoffen, daß dies zur Entwicklung von Methoden führt, welche auch die Skeptiker von den vielfältigen Einsatzmöglichkeiten homöopathischer Mittel überzeugen.

Wenn ein Patient als Folge einer homöopathischen Behandlung von einer Krankheit zu genesen beginnt, die von der Schulmedizin als unheilbar angesehen wurde, bestreiten einige Allopathen ihre ursprüngliche Diagnose und erklären, daß bei der Diagnosestellung ein Fehler unterlaufen sein müsse. Dies geschieht jedoch viel zu oft, als daß gelegentliche Fehldiagnosen dafür verantwortlich sein könnten. Es scheint eine außergewöhnliche Kurzsichtigkeit bei solchen konventionellen Ärzten vorzuliegen, wenn sie die Möglichkeit ausschließen, daß eine andere Therapie zur Heilung führen kann. Einige Allgemeinärzte äußern sogar Zweifel an der Diagnose einer Kinderkrankheit, wenn sich herausstellt, daß sich die Symptome mit Hilfe einer homöopathischen Behandlung so lindern lassen, daß das Kind – wenn überhaupt – kaum Beschwerden hat.

Ein anderer Kommentar, der häufig zu hören ist, führt den Erfolg der Homöopathie nicht auf die Wahl eines entsprechenden Heilmittels zurück, sondern auf die Tatsache, daß Homöopathen, die einen Fall übernehmen, ihrem Patienten sehr viel mehr Zeit widmen, als dies normale Ärzte tun. Selbstverständlich ist es für die Kranken eine große Hilfe, wenn man dem Gespräch entsprechend Zeit schenkt, aber kein noch so langes Gespräch kann hohes Fieber in wenigen Minuten, wenn nicht gar Sekunden, herunterbringen. Kein noch so langes Gespräch kann Schmerzen aufgrund von Verbrennungen oder anderen Verletzungen zum Abklingen und den Heilungsprozeß in Gang bringen – und dies übrigens auch nur in wenigen Minuten –, und kein noch so langes Gespräch kann ein an Kolik leidendes, zahnendes Baby, das in seinem Zorn und seinem Schmerz wie am Spieß brüllt, in wenigen Sekunden beruhigen und von seinen Schmerzen befreien. Diese Liste ließe sich endlos fortsetzen.

Ähnliches gilt auch im Fall der chronischen Beschwerden. Wie alle Homöopathen behandle ich Menschen mit schweren Erkrankungen (sowohl physischer als auch psychischer Art), die schon lange mit diesen Leiden zu tun haben. Die meisten haben viel Zeit damit verbracht, Spezialisten verschiedenster Art aufzusuchen, und trotzdem scheint die konventionelle Behandlung versagt zu haben. Viele haben sich in psychiatrische Behandlung begeben oder sich an Beratungsstellen gewandt, ohne daß sich ihr Zustand gebessert hätte. Schließlich kommen sie zu mir, oft voller Verzweiflung. Während der homöopathischen Behandlung geht es ihnen dann langsam besser, und sie fühlen sich auch besser. Wie kann eine solche Besserung einfach nur mit Reden und Zuhören erklärt werden, insbesondere wenn die Patienten dies bereits mit herkömmlichen Spezialisten, Psychiatern oder Beratern getan haben? Es sollte auch erwähnt werden, daß bei der Behandlung von Tieren offensichtlich keine Beratungsgespräche stattfinden, und doch reagieren sie positiv auf die Homöopathie.

Dies führt uns zum Thema des Glaubens. Oft heißt es, der Glaube an eine bestimmte Therapieform würde dazu beitragen, daß sich die Wahrscheinlichkeit einer Heilung erhöht. Ich bin zwar sicher, daß Hoffnung und Glaube in manchen Fällen einen entscheidenden Unterschied machen, aber zahllose Patienten glauben nicht an eine Genesung und sind bemerkenswert zynisch gegenüber der Homöopathie eingestellt, werden dann aber doch – entgegen allen Erwartungen – gesund. Wenn sich Patienten für die homöopathische Behandlung einer chronischen Krankheit entscheiden, sind sie im Normalfall bereits seit längerer Zeit krank. Normalerweise haben sie symptomunterdrückende Behandlungen hinter sich (manchmal jahrelang) und sind deshalb physisch und psychisch viel schwächer als zu Anfang ihrer Krankheit, als sie sich einer konventionellen Behandlung unterzogen. Viele erzählen mir, sie seien sicher, daß ihnen die Homöopathie nicht helfen kann, aber ein Mitglied ihrer Familie habe sie dazu gedrängt, mich aufzusuchen. Trotz alledem bessert sich ihr Zustand. Ich weiß, eine positive Einstellung während des Heilungsprozesses ist von größtem Nutzen, doch die Erfahrung hat ebenso gezeigt, daß der Glaube an die Genesung oft keine Rolle in diesem Prozeß spielt, weil er einfach nicht vorhanden ist. Kann Ihr Hund wissen, ob man ihm Antibiotika oder ein homöopathisches Heilmittel verabreicht? Wie kann also der Glaube allein eine Rolle spielen?

6. Kann man homöopathische und allopathische Arzneien gleichzeitig einnehmen?

Einer der Hauptunterschiede zwischen der Homöopathie und der Allopathie besteht darin, daß die Homöopathie den allgemeinen Gesundheitszustand eines Menschen verbessert, den Ausbruch von ernsten Beschwerden hinauszögert oder verhindert und die Energie eines Menschen so steigert, daß er mit akuten Beschwerden fertig wird. Sie verleiht Hoffnung und Optimismus und versetzt den Menschen dazu in die Lage, Fortschritte in seiner persönlichen Entwicklung zu machen.
Die Allopathie hingegen konzentriert sich auf die Krankheit, die Diagnose und die Angst vor der Krankheit; es besteht dabei die Neigung, die Krankheit um jeden Preis zu beseitigen, ohne Rücksicht darauf, ob und inwiefern die Behandlung das Wohlbefinden des Patienten beeinflußt. Die verabreichten Medikamente rufen den Beschwerden des Patienten entgegengesetzte Symptome hervor und wirken so den natürlichen Heilungsenergien des Körpers entgegen. Die Homöopathie ist sanfter und unschädlicher, da sie den natürlichen Heilungsprozessen des Körpers entspricht und diese unterstützt.

Akute Beschwerden

Homöopathische Heilmittel stören allopathische Medikamente nicht, und man kann unbedenklich homöopathische Mittel in akuten Fällen einnehmen, auch wenn man gleichzeitig allopathische Arzneien aufgrund einer chronischen Krankheit einnimmt. Andererseits können allopathische Medikamente gegen chronische Beschwerden die Wirkung des homöopathischen Mittels einschränken, obwohl das im Rahmen der in diesem Buch beschriebenen akuten Einnahmesituationen nicht sehr wahrscheinlich ist. Bei der Behandlung akuter Beschwerden mit Hilfe von homöopathischen Mitteln ist es wenig sinnvoll, gleichzeitig herkömmliche Medikamente gegen dieselbe akute Störung einzunehmen. Dies liegt unter anderem daran, daß sich das Krankheitsbild, auf dessen Grundlage wir ein Mittel verabreichen, dann ändert und undeutlich wird, was die Suche nach dem richtigen homöopathischen Mittel sehr erschwert. Am besten hält man sich bei der Behandlung von akuten Krankheiten an nur eine Behandlungsart.

Chronische Beschwerden

Allopathische Medikamente gegen chronische Beschwerden können die Wirkung einer homöopathischen Behandlung abschwächen, aber normalerweise wird die Notwendigkeit einer allopathischen Therapie durch die homöopathische Behandlung reduziert, bis schließlich überhaupt kein Bedarf mehr besteht. Es hängt sehr von der jeweiligen Person und dem jeweiligen Medikament ab, aber einige Menschen können ihre Medikamente so gut wie sofort absetzen, während es bei anderen erst mit der Zeit möglich wird. Wie sich dies auch immer verhält, die Behandlung muß unter der Aufsicht eines Homöopathen und/oder eines Hausarztes durchgeführt werden. Damit die homöopathische Behandlung von chronischen Krankheiten erfolgreich sein kann, muß sie von einem professionellen Homöopathen durchgeführt werden, der die dazu nötige Erfahrung besitzt. Der Laie beginge einen großen Fehler, wenn er hier eine Selbstbehandlung versuchte, die außerdem zu unnötigen und bitteren Enttäuschungen führen kann. Wenn es so einfach wäre, derartige Krankheiten zu behandeln, müßten klassische Homöopathen sicher nicht eine so lange und gründliche Ausbildung durchlaufen.

7. Wie homöopathische Heilmittel hergestellt werden

Hahnemann erkannte, daß einige der natürlichen Heilmittel, die er verwenden wollte, potentiell gefährlich waren, eine einfache Verdünnung jedoch zu ihrer Wirkungslosigkeit führen würde. So kam er auf die Idee, die Arznei mittels eines Schüttelprozesses zu potenzieren oder zu energetisieren (siehe S. 18). Homöopathische Heilmittel gibt es im Prinzip in drei Darreichungsformen: als Tropfen, Tabletten oder Kügelchen (Globuli). Für die äußere Anwendung werden außerdem Tinkturen, Salben, Gele, Emulsionen usw. angeboten. Bei der Potenzierung der flüssigen Medizin beispielsweise wird die Flasche mit der Arznei in jeder Phase der Verdünnung kräftig geschüttelt. Nachdem die Urtinktur (Symbol: Ø), die ursprünglich unverdünnte Substanz, hergestellt worden ist, mischt der Apotheker einen Tropfen dieser Tinktur mit neun Tropfen Alkohol (bei Globuli Milchzucker) und schüttelt die neue Mischung eine bestimmte Anzahl von Malen kräftig. Diese Potenz wird nun als D1 bezeichnet (D = *decem* = 10). Ein Tropfen von D1 wird dann mit neun Tropfen Alkohol vermischt und wiederum kräftig geschüttelt. Die neue Mischung ist nun eine D2-Potenz. Dieses Verfahren wird fortgesetzt, bis die gewünschte Potenz erreicht ist. Dieselbe Methode wird verwendet, wenn zentesimale Potenzen (C = *centum* = 100) hergestellt werden, wobei dann in jeder Phase 99 Tropfen Alkohol statt 9 beigemischt werden. Die Energie und Heilkraft der Arznei wird bei jeder Verdünnungsphase *erhöht*, vorausgesetzt, sie wird in *jedem* Stadium nicht nur verdünnt, sondern auch geschüttelt. Je höher die Potenz, das heißt, je öfter die Mischung verdünnt *und* geschüttelt wurde, um so wirksamer und energetischer wird sie. Es gilt:

D1 = 9 Tropfen Alkohol mit 1 Tropfen Ø verschüttelt,
D2 = 9 Tropfen Alkohol mit 1 Tropfen D1 verschüttelt,
D3 = 9 Tropfen Alkohol mit 1 Tropfen D2 verschüttelt,
D4 = 9 Tropfen Alkohol mit 1 Tropfen D3 verschüttelt

usw., bis die gewünschte Potenz erreicht ist. Genauso gilt:

C1 = 99 Tropfen Alkohol mit 1 Tropfen Ø verschüttelt,
C2 = 99 Tropfen Alkohol mit 1 Tropfen C1 verschüttelt,
C3 = 99 Tropfen Alkohol mit 1 Tropfen C2 verschüttelt,
C4 = 99 Tropfen Alkohol mit 1 Tropfen C3 verschüttelt

usw. bis zu M1 (M = *mille* = 1000) und darüber hinaus. D-Potenzen sind 10er-Potenzen, C-Potenzen sind 100er-Potenzen, und M-Potenzen sind 1000er-Potenzen. Wenn einer Potenz nur eine Zahl, zum Beispiel 6 oder 30 beigefügt ist, bedeutet dies, daß es sich *immer* um eine zentesimale Potenz handelt. Wenn jemand also von einer 6er- oder 30er-Potenz spricht, ist immer eine C6 bzw. eine C30 gemeint. Andere Potenzen, zum Beispiel D oder M, also 10er- und 1000er-Potenzen, tragen *immer* den Buchstaben vor der Zahl. Ob der Buchstabe groß oder klein geschrieben wird, ist dabei unerheblich. (In einigen Ländern wird der Buchstabe X anstelle von D und cH oder CH anstelle von C verwendet.)

Gelegentlich kommt es vor, daß Teilnehmer meiner homöopathischen Erste-Hilfe-Kurse das Prinzip der Potenzierung mißverstehen und beispielsweise glauben, die Einnahme von fünf Streukügelchen eines C6-Medikaments habe die gleiche Wirkung wie ein Streukügelchen einer C30-Potenz. Sie haben dabei übersehen, daß sich die Energie und Heilkraft bei jeder Potenzierung erhöhen. Es ist sehr wichtig, diesen Zusammenhang zu verstehen.

8. Gebrauch, Aufbewahrung und Einnahme homöopathischer Mittel

Wie gesagt werden in der Homöopathie äußerst geringe Dosierungen verabreicht. Aus diesem Grund ist es möglich, daß die Mittel verderben, wenn man nicht richtig mit ihnen umgeht. Die Heilmittel können sogar durch stark riechende oder parfümierte Substanzen beeinträchtigt werden. Es ist also am besten, sie nicht im Badezimmer, in der Küche oder an einem Ort aufzubewahren, wo Neugierige damit herumspielen können, ohne daß Sie davon wissen.

Während des Verschüttelungsprozesses müssen die Heilmittel in flüssiger Form vorliegen. Diese Flüssigkeit wird dann benutzt, um Tabletten, Globuli oder flüssige Arzneien herzustellen. Es ist unerheblich, in welcher Form die Heilmittel eingenommen werden. Dabei handelt es sich nur um eine Frage des Geschmacks oder der Bequemlichkeit.

Folgende Grundregeln sind zu beachten:

1. Bewahren Sie die Heilmittel an einem kühlen, trockenen und dunklen Ort fernab von stark riechenden oder parfümierten Substanzen auf. Öffnen Sie die Mittel niemals in der Küche, wo vielleicht gerade jemand Zwiebeln schält oder wo ande-

re Küchengerüche vorherrschen können. Bewahren Sie sie auch weitab von Aromatherapieölen und parfümierten Seifen auf.

2. Globuli sollten nicht mit der Hand berührt, sondern vom Flaschendeckel direkt auf die Zunge gebracht werden. Wenn sie sich in einem Umschlag befinden, sollte ein Teelöffel benutzt werden, um sie herauszunehmen. Es ist besonders praktisch, bestimmte Heilmittel für Babys in flüssiger Form vorrätig zu haben, da es einfacher ist, sie auf diese Weise zu verabreichen. Wenn Sie jedoch nur über Globuli oder Tabletten verfügen, können Sie einige zwischen zwei Teelöffeln zerdrücken und dem Baby das entstandene Pulver geben. Bei flüssigen Heilmitteln ist es am besten, zwei bis drei Tropfen auf etwa einen Teelöffel Wasser zu geben und dieses Gemisch dann zu verabreichen. Mir ist bis jetzt noch niemand begegnet, der den Geschmack eines homöopathischen Medikaments nicht mochte.
3. Das Heilmittel wird nicht über den Magen oder den Darm aufgenommen, sondern seine Energie wird über den Speichel assimiliert. Aus diesem Grund sollte man es der Tablette oder dem Pulver erlauben, langsam auf oder unter der Zunge zu zergehen. Sollte eine Tablette besonders fest sein, kann man sie leicht mit den Zähnen zerdrücken und sie dann zergehen lassen. Ein flüssiges Heilmittel sollte vor dem Schlucken so lange wie möglich im Mund gehalten werden. Machen Sie sich nicht allzu viele Sorgen darüber, wenn Sie einem Baby eine flüssige Arznei verabreichen. Normalerweise bleibt sie lange genug im Mund, da es doch einige Zeit dauert, bis das Baby sie von den Lippen geleckt und geschluckt hat. Homöopathische Arzneien sollten übrigens niemals heruntergespült werden.
4. Ein Heilmittel sollte immer über einen natürlich frischen Mund aufgenommen werden. Nehmen Sie es nicht innerhalb einer

halben Stunde nach dem Essen oder Trinken, dem Genuß von Süßigkeiten, dem Kauen von Kaugummi, dem Rauchen oder dem Zähneputzen ein. (Dies ist besonders wichtig in nichtakuten Fällen, wenn nur ein oder wenige Streukügelchen eingenommen werden und die Wirkung über eine Reihe von Wochen oder Monaten anhalten soll, was normalerweise dann der Fall ist, wenn man sich in professionelle homöopathische Behandlung begibt.) Viele meiner Patienten machen sich über diesen Aspekt übergroße Sorgen und verzetteln sich völlig, wenn es um die rechtzeitige Einnahme in akuten Fällen und in Notfällen geht. In solchen Fällen ist es am besten, das Heilmittel ungeachtet der genannten Faktoren zu verabreichen, denn es ist eher unwahrscheinlich, daß sie für einen Kranken zutreffen. Bezüglich der Einnahme von Flüssigkeit bei Fieber ist zu sagen, daß das Trinken von Wasser absolut unbedenklich ist, da es keinen spezifischen Eigengeschmack hat. Stellen Sie aber sicher, daß der Kranke die Arznei nicht zusammen mit dem Wasser herunterspült. Werden Getränke mit stärkerem Eigengeschmack wie zum Beispiel Zitronenlimonade oder Tee getrunken, sollten die Heilmittel nicht unmittelbar vor oder nach dem Trinken eingenommen werden. Während einer akuten Situation kann die Heilmittelgabe viel öfter wiederholt werden als während der Behandlung chronischer Beschwerden (wobei der Homöopath hier Genaueres verordnet). Wenn also eine Dosis versehentlich nicht richtig eingenommen wurde, macht dies in einem akuten Fall nicht so viel aus, da man in der Lage ist, die Gabe zu wiederholen (wobei die Genesung natürlich etwas verzögert wird).

5. Füllen Sie die Heilmittel nicht von einem Behälter in einen anderen um. Lassen Sie sie immer in dem Behältnis, in dem Sie sie gekauft haben. Wenn Sie eine oder mehrere Tabletten fallen lassen, sollten Sie diese wegwerfen und nicht wieder in die Flasche zurückgeben.

6. Bestimmte Substanzen können die Wirkung homöopathischer Arzneien bei den meisten Menschen aufheben. Die innerliche Einnahme oder die äußerliche Anwendung dieser Substanzen sollte deshalb für die Dauer der Behandlung vermieden werden, bis eine vollständige Genesung erfolgt ist. Dazu gehören Kaffee, Pfefferminztee, Menthol, Eukalyptus und Kampfer. Beachten Sie auch, daß einige dieser Substanzen häufig in anderen Produkten wie etwa in Hustenbonbons, Lippen-Fettstiften, Mentholzigaretten, Brusteinreibemitteln, Nasensprays, Süßigkeiten usw. enthalten sind.
7. Viele Zahnpastasorten enthalten Minze. Am besten verwendet man eine Marke, die nicht damit versetzt ist. Fenchel ist hier sehr zu empfehlen.
8. Vermeiden Sie die Einnahme anderer Medikamente zur Behandlung derselben akuten Beschwerden, da so das Bild, auf dessen Grundlage Sie ein Mittel auswählen, verzerrt wird, und es Ihnen erschwert, wenn nicht unmöglich gemacht wird, eine homöopathische Arznei auszuwählen. Und wenn nicht das ähnliche Heilmittel gewählt wird, hilft die Arznei nicht.

9. Der akute Fall und die Wahl des Heilmittels

Wenn Sie ein Mitglied Ihrer Familie behandeln möchten, ist es sehr wichtig, *alle Symptome*, die diese bestimmte Person zu dem jeweiligen Zeitpunkt gerade aufweist, zu beachten, festzuhalten und eingehend zu prüfen. Erst dann sollten Sie damit beginnen, für das sich präsentierende Gesamtbild ein entsprechendes Mittel zu suchen. Wenn man nicht in dieser Reihenfolge vorgeht, wählt man möglicherweise ein Mittel, das nur auf einige der Symptome paßt. Dies sind aller Wahrscheinlichkeit nach die Symptome, die man am alarmierendsten findet oder die am meisten auffallen, wobei man gewöhnlich wichtige Faktoren übersieht. In einem solchen Fall ist es sehr schwierig, das ähnliche Heilmittel zu wählen, und man würde wahrscheinlich ein Mittel aussuchen, das nur eine teilweise Ähnlichkeit mit dem Symptombild des Patienten aufweist. Der Zustand des Patienten bessert sich dann nicht, oder es tritt nur eine äußerst langsame Besserung ein. Denken Sie also daran: erst den Fall aufnehmen und dann das Mittel wählen. Bei der Aufnahme des akuten Falls sind die folgenden Punkte zu berücksichtigen.

Geistes- und Gemütssymptome

Wie verhält sich der Patient? Wie würden Sie sein Verhalten charakterisieren? Ist er unruhig, ängstlich, aggressiv, extrem aggressiv, mürrisch, unter Schock, benommen, oder wie läßt sich sein Zustand bezeichnen? Geht es ihm besser oder schlechter, wenn er allein ist? Ist er anhänglicher oder gereizter, wenn Sie ihm Aufmerksamkeit widmen? Reagiert er mürrisch, oder regt er sich über jedes Geräusch oder über eine bestimmte Sache, die Sie machen, besonders auf?
Dies sind nur einige allgemeine Anhaltspunkte, die Ihnen helfen können, das Verhalten des Patienten näher zu bestimmen. Wenn Sie sich selbst bereits durch den Patienten gereizt fühlen, übertreiben Sie sein Verhalten bei der Fallaufnahme nicht. Lassen Sie sich andererseits aber auch nicht durch Liebe blind machen, wenn es darum geht, seine schlechte Laune oder das gezeigte negative Verhalten wahrzunehmen. Seien Sie nicht kritisch, sondern beobachten Sie nur, und halten Sie die Einzelheiten fest, so daß es leichter für Sie wird, das ähnliche Heilmittel zu finden. Akzeptieren Sie auch, daß er sich nun einmal zu diesem bestimmten Zeitpunkt so und nicht anders verhält und daß dies einfach nur anzeigt, welches Heilmittel nun angebracht ist.

Allgemeine Symptome

Die folgende Liste enthält wichtige Faktoren, bei denen zu beobachten ist, ob und inwiefern der Patient davon *allgemein und insgesamt* betroffen ist, nicht jedoch, ob und inwiefern ein bestimmter Körperteil davon betroffen ist.

- Zu welchen *Zeiten* geht es dem Patienten besser bzw. schlechter? Wann hat die akute Erkrankung angefangen?
- In welchem *Tempo* ist die Krankheit ausgebrochen? Schnell, das heißt über einen Zeitraum von wenigen Stunden, oder langsam, das heißt über einen Zeitraum von wenigen Tagen?
- In welcher *Körperhaltung* fühlt sich der Patient am wohlsten, und in welcher Körperhaltung geht es ihm schlechter?
- Wird sein Zustand durch *Bewegung* besser oder schlechter?
- Wie ist die Färbung und das *Erscheinungsbild* seiner Haut? Ist sie gerötet, bleich, veränderlich oder in einer anderen Weise auffällig?
- Wie reagiert der Patient auf die *Temperatur*, auf warmes bzw. kaltes Essen und Trinken? Will er lieber zugedeckt oder aufgedeckt sein? Wie reagiert er auf heiße bzw. kalte Anwendungen?
- Wie reagiert er auf das *Wetter*? Verschlechtert sich sein Zustand bei Zugluft? Wie war das Wetter bei Ausbruch der Krankheit? Ist er extremer Hitze, Kälte, Nässe oder starkem Wind ausgesetzt gewesen, oder war es trocken?
- Wie reagiert er auf *Helligkeit* und *Dunkelheit*?
- Ist eine bestimmte *Seite* stärker von den Symptomen betroffen als die andere, oder ändert sich dies ständig?
- Sind irgendwelche *Körperabsonderungen* feststellbar? Wenn ja, welche Farbe haben sie? Sind sie mild oder beißend? Kommen sie in großen oder in kleinen Mengen?
- Wie steht es mit dem *Appetit*? Hat er Lust auf etwas Bestimm-

tes? Wird sein Zustand durch den Verzehr von etwas Bestimmtem besser oder schlechter?
- Hat der Patient *Durst*? Auf große Mengen, auf kleine Schlucke, auf nichts, auf welche Art von Getränken, auf heiße oder kalte Getränke?
- Was läßt sich bezüglich der *Schmerzen* sagen? Wie fühlen sie sich an, und wohin wandern sie?
- Wird sein Zustand durch *Berührung* oder *Druck* besser oder schlechter?
- *Schwitzt* der Patient? Wenn ja, wo? Geht es ihm dadurch besser oder schlechter?

Lokale Symptome

Hiermit sind die Symptome gemeint, die sich auf einen *bestimmten Körperteil* und nicht auf den Patienten insgesamt beziehen. Die oben aufgezählten Faktoren sollten nochmals durchgegangen werden, nun jedoch in bezug auf einen bestimmten Körperteil. Lassen Sie sich nicht durch die Länge der Liste entmutigen. Im allgemeinen wird Ihnen der Patient die notwendigen Informationen mitteilen, oder es wird im akuten Fall recht deutlich sein, welche Symptome gerade vorliegen. Die Liste dient nur als Hilfestellung für Sie, damit Sie wissen, auf was es bei der Erstellung eines Gesamtbeschwerdenbildes ankommt; so kommen Sie in die Lage, zwischen den einzelnen Heilmitteln zu unterscheiden. Es gibt fast immer mindestens drei, wahrscheinlich aber sehr viel mehr besonders auffällige Symptome. Oft kann es helfen, sich einige Minuten Zeit zu nehmen und die Symptome, die der Patient aufweist, aufzuschreiben. Dabei sollte man den Patienten aufmerksam beobachten und die obige Liste durchgehen, um sicherzustellen, daß man auch nichts vergessen hat.
Bei der Aufnahme eines akuten Falls wiegen bestimmte Sympto-

me schwerer als andere. Generell kann man davon ausgehen, daß die Geistes- und Gemütssymptome wichtiger sind als die allgemeinen und diese wiederum wichtiger als die lokalen. Sollte jedoch ein Allgemeinsymptom oder ein Lokalsymptom sehr ungewöhnlich sein, kommt ihm entsprechend mehr Bedeutung zu. Wenn jemand zum Beispiel einen brennenden Schmerz verspürt, der durch Wärme gelindert wird, ist dies ein ungewöhnlicheres und deshalb wichtigeres Symptom als ein brennender Schmerz, der durch Kühlen gelindert wird. Auf ähnliche Weise hat ein besonders intensiv erlebtes Symptom mehr Gewicht als ein weniger intensives. Hier bietet es sich an, die Liste der Symptome noch einmal ihrer Wichtigkeit nach umzuordnen. Es sollte sich nun ein klares Gesamtbild der Symptomatik eingestellt haben. Auf der Grundlage dieses Gesamtbildes sollten Sie dann damit beginnen, das Heilmittel mit der größten Ähnlichkeit unter dem entsprechenden Abschnitt in diesem Buch zu suchen. Sollte mehr als ein Heilmittel der Gesamtsymptomatik des Patienten ähneln, wählen Sie immer ein Mittel, das den wichtigeren Symptomen am ehesten entspricht. Manchmal kann es von Nutzen sein, die Heilmittelbeschreibung in der Materia medica im letzten Kapitel dieses Buches zu Rate zu ziehen.

10. Dosierung, Potenzwahl und Einnahmehäufigkeit

Eine allgemeine Einführung in die Potenzierung

Bei der Wahl einer Potenz sind stets die beiden folgenden Hauptaspekte zu berücksichtigen:

– Die Potenz muß dem Energiepegel des Patienten angepaßt sein. Sie sollten immer damit beginnen, das Heilmittel in einer

niedrigen Potenz, zum Beispiel in einer C6, zu verabreichen. Es sei denn, der Patient verbraucht sehr viel Energie in seiner Krankheit, was sich zum Beispiel darin äußern kann, daß er sehr unruhig ist und sich im Bett hin und her wirft. In diesem Fall sollten Sie vielleicht mit einer höheren Potenz, beispielsweise mit einer C30, beginnen. Oder richten Sie sich darauf ein, ziemlich bald auf eine höhere Potenz überzugehen, wenn die C6-Potenz nicht ausreicht. Sehr alte Menschen und/oder Menschen, die aufgrund einer Krankheit einen niedrigen Energiepegel haben, brauchen selten eine C30-Potenz, schon gar nicht am Anfang. Sie sprechen auf eine C6-Potenz sehr viel besser an.
- Die Potenz muß dem Erkrankungsort entsprechen: Man sollte beachten, ob der Schwerpunkt der wichtigsten Symptome auf der psychischen oder auf der physischen Ebene angesiedelt ist. Als Faustregel kann man sagen, daß eine C6-Potenz zu Anfang benutzt werden sollte, wenn der Symptomschwerpunkt hauptsächlich auf der physischen Ebene anzusiedeln ist, und eine C30-Potenz, wenn es sich um einen psychischen Schwerpunkt handelt. Dies ist der Fall, wenn der Patient zum Beispiel besonders aggressiv, reizbar oder weinerlich ist, wenn ein Baby besonders stark schreit oder wenn ein Kind jähzornig aus dem Zimmer stürmt.

Wenn es angebracht ist, sofort eine C30-Potenz zu wählen, wurde dies im vorliegenden Buch jeweils vermerkt. Gelegentlich wird auch eine C12-Potenz empfohlen, wenn dies in bestimmten Situationen als gute Anfangspotenz geeignet ist.

Die richtige Potenz wählen

Beginnen Sie immer mit einer C6-Potenz, sofern in den einzelnen Kapiteln über bestimmte Beschwerden nichts anderes angegeben ist. Wenn Sie feststellen, daß die C6-Potenz nicht mehr so wirksam ist (und Sie jedoch ganz sicher sind, daß Sie immer noch dasselbe Heilmittel benötigen), können Sie sie zusätzlich potenzieren.

Dazu nehmen Sie etwa fünf Globuli (oder Tropfen, falls es sich um ein flüssiges Mittel handelt) und geben diese zum Auflösen in ein Glas Wasser. (Manche Globuli oder Tabletten lösen sich nur sehr langsam auf; in einem solchen Fall können Sie die Tabletten auch erst zwischen zwei sauberen Teelöffeln zerdrükken.) Ein Eßlöffel dieser Flüssigkeit gilt dann als eine Einnahmedosis, die wie gewohnt etwa eine halbe Minute lang im Mund gehalten wird. Aber: Vor jeder Einnahme müssen Sie erst a) dem Glas einen Eßlöffel Wasser beifügen, um die bei der letzten Einnahme entnommene Flüssigkeit zu ersetzen, und b) die Mischung gründlich verrühren. Auf diese Weise wird das Heilmittel (ganz leicht) verdünnt und verschüttelt, so daß jede Dosis eine etwas höhere Potenz aufweist als die vorherige. Diese Methode ist sehr wirkungsvoll, wenn die ursprüngliche Potenz »an Schwung verliert«. Außerdem kann man sich dadurch eine C30-Potenz häufig ersparen.

Für diejenigen, die das zusätzliche Potenzieren zu umständlich finden, ist es wahrscheinlich empfehlenswert, die am häufigsten benötigten Heilmittel auch in einer C12-Potenzierung vorrätig zu haben, so daß diese Potenz benutzt werden kann, wenn die C6-Potenz an Wirkung verliert. Offensichtlich liegt eine C12-Potenz energetisch zwischen einer C6- und einer C30-Potenz. Viele ziehen es bei der Behandlung von Patienten vor, von einer C6-Potenz auf eine C12-Potenz zu wechseln, anstatt gleich auf eine C30-Potenz umzusteigen, besonders wenn sie nicht zusätzlich

potenzieren möchten. Wenn man zuerst auf eine C12-Potenz wechselt, erübrigt sich außerdem häufig die C30-Potenz.
Die Einnahme einer C30-Potenz folgt normalerweise erstens auf die Einnahme einer C6-Potenz, zweitens auf die Einnahme einer zusätzlich potenzierten C6-Potenz (und drittens auf eine C12-Potenz). Sie können eine C30-Potenz später noch bei Bedarf zusätzlich potenzieren. Ich habe mich bewußt nur vage über die Einnahmehäufigkeit und Einnahmedauer eines Heilmittels sowie über die Einnahmedauer einer bestimmten Potenz geäußert, denn jeder Mensch reagiert anders. Halten Sie sich deshalb bitte an die Empfehlungen unter »Regeln über die Einnahmehäufigkeit« (siehe unten). Dies scheint alles sehr kompliziert zu sein. Wenn Sie es jedoch einmal getan haben, werden Sie erkennen, wie einfach es im Grunde ist. Außerdem braucht man meistens nur eine Potenz, und zwar die C6.
Wechseln Sie während derselben akuten Krankheit niemals auf eine niedrigere Potenz desselben Heilmittels. Mit anderen Worten, wechseln Sie nicht von einer zusätzlich potenzierten C30-Potenz auf eine C30- oder von einer C30-Potenz auf eine C6-Potenz oder von einer zusätzlich potenzierten C6- auf eine C6-Potenz. Es ist jedoch völlig in Ordnung, eine geringere Potenz zu wählen, wenn auch das Mittel gewechselt wird. Wenn Sie zum Beispiel Belladonna C30 verabreicht haben, dürfen Sie nicht auf Belladonna C6 übergehen. Sie können jedoch Bryonia in der C6-Potenz geben, wenn sich die Symptomatik entsprechend geändert hat und nun Bryonia angebracht erscheint.
Wechseln Sie außerdem niemals auf eine C30-Potenz, und beginnen Sie nicht mit einer C30-Potenz, nur weil Sie glauben, die Krankheit sei »ernst« und bräuchte deshalb eine »stärkere« Dosis. Dies würde nur Ihre Gefühle und Ängste widerspiegeln und wäre keine Verabreichung, die sich daran orientiert, wie es dem Patienten tatsächlich geht. Laien machen diesen Fehler sehr häufig. Dabei können viele sehr ernste Beschwerden durch die

Gabe von C6-Potenzen vollkommen geheilt werden. Wenn Sie das richtige Mittel gewählt haben, es jedoch in einer zu hohen Potenz verabreichen, kann es tatsächlich sein, daß es nicht den gewünschten Effekt hat. Folgen Sie immer den oben angegebenen Grundregeln. Dann kann nichts schiefgehen.

Gelegentlich ist es besser, die zusätzliche Potenzierung in einer Flasche und nicht in einem Glas vorzunehmen. Und zwar dann, wenn die zusätzliche Potenzierung höchstwahrscheinlich über einen Zeitraum, der mehr als 36 bis 48 Stunden umfaßt, fortgesetzt wird. Dies wird normalerweise unter der Aufsicht eines professionellen Homöopathen durchgeführt. Eine braune 150-ml-Flasche eignet sich gut für diesen Zweck. Geben Sie einen Teelöffel Weinbrand oder Wodka zur Haltbarmachung des Mittels in die Flasche, und füllen Sie die Flasche mit Wasser auf. Ansonsten verfahren Sie in der gleichen Weise wie bei der Potenzierung im Glas (in welches nach jeder Einnahme ein Eßlöffel Wasser gegeben wird, um das Glas wieder aufzufüllen). Das Verschütteln erfolgt vor jeder Einnahme durch zwölf Schüttelschläge, wobei der Flaschenboden gegen die Handfläche geschlagen wird. Diese Methode hat den Vorteil, daß die Verschüttelung weitaus effektiver erfolgen kann und die Arznei länger haltbar bleibt. Es ist sehr unwahrscheinlich, daß Sie diese Methode bei der Behandlung der in diesem Buch beschriebenen Beschwerdearten benötigen, aber manche Menschen ziehen die Flaschenmethode der Glasmethode vor, auch wenn es sich nur um einen kurzen Einnahmezeitraum und nur wenige Einnahmen handelt.

Dosierung

Die Einnahmehäufigkeit und nicht die Menge des Heilmittels ist ausschlaggebend. Bei C6- und höheren Potenzen macht es keinen

Unterschied, ob man jeweils ein Streukügelchen nimmt oder gleich eine ganze Flasche – die Wirkung ist die gleiche. Das hat damit zu tun, daß eine Energie und nicht eine meßbare materielle Quantität verabreicht wird.
Verschwenden Sie also keine Streukügelchen oder Tropfen, weil Sie annehmen, mehrere Kügelchen pro Einnahme wären besser als nur eins. Die Häufigkeit der Einnahme sollte sich an den Empfehlungen unter »Regeln über die Einnahmehäufigkeit« (siehe unten) orientieren.

Regeln über die Einnahmehäufigkeit

Die erste und wichtigste Regel lautet: *Solange sich der Zustand bessert, sollte die Mittelgabe nicht wiederholt werden.* Dies ist sehr wichtig. Geben Sie niemals eine zusätzliche Dosis, nur um »auf Nummer Sicher« zu gehen. Abgesehen von anderen Nachteilen ist dies eine Verschwendung der Medikamente, und manchmal kann man so wieder aufheben, was zuvor erreicht wurde. Wiederholen Sie die Verabreichung eines Heilmittels nur, wenn sich keine Besserung einstellt. Vielleicht hilft es, wenn man sich vergegenwärtigt, daß das Heilmittel einfach nur als Anregung der natürlichen Heilungsprozesse des Körpers fungiert, so daß man mit der Einnahme des Mittels aufhört, sobald eine Besserung einsetzt, und dem Körper die Fortsetzung des Heilungsprozesses überläßt.
Die folgenden Zeichen einer Besserung in akuten Situationen treten nach der Wahl des richtigen Mittels ein:

- Der Patient schläft friedlich ein.
- Dem Patienten scheint es erheblich besser zu gehen, und er fühlt sich auch so.
- Der Patient fühlt sich auch innerlich erheblich besser, so daß

von keinem Unwohlsein oder nur noch von wenig Unwohlsein die Rede sein kann, auch wenn einige oder alle physischen Symptome noch vorhanden sind. Eine Besserung des körperlichen Zustands folgt dann in Kürze.
– Der Patient übergibt sich.

Sollte es nach Einnahme eines Heilmittels zu einer der oben aufgeführten Reaktionen kommen, können Sie mit Sicherheit davon ausgehen, daß Sie das richtige Mittel verabreicht haben und daß die Heilung eingesetzt hat. Warten Sie nun einfach ab, und verordnen Sie erst dann weitere Einnahmen,

- wenn die Symptome wiederkehren,
- wenn der Patient dieselben Schmerzen oder dasselbe Gefühl des Unwohlseins wieder verspürt,
- wenn der Genesungsprozeß ins Stocken gerät, das heißt, wenn eine Besserung eingetreten ist, aber dann keine weiteren Fortschritte gemacht werden.

Wenn Sie zu früh eingreifen, könnte der bereits erreichte Fortschritt gehemmt werden. Sollten Sie weitere Einnahmen für nötig halten, achten Sie darauf, ob die Symptomatik noch dieselbe ist. Wenn sie sich geändert hat, ist ein anderes Heilmittel angezeigt. Ein falsches Heilmittel kann an sich nicht schaden, ja es hat sogar überhaupt keine Wirkung. Ein derartiger Fehler ist jedoch eine Zeitverschwendung und verlängert die Leiden des Patienten unnötig.
Aus diesen Ausführungen sollte deutlich geworden sein, daß die Einnahmehäufigkeit von Person zu Person variiert, je nach den vorliegenden Symptomen und der jeweiligen Reaktion auf das Heilmittel. Berücksichtigen Sie, daß ein Mensch mit hohem Fieber und jemand, der in seiner Krankheit sehr viel Energie verbraucht, der unruhig oder sehr emotional ist, die Arznei

schneller »aufzubrauchen« scheint, da er häufigere Einnahmen benötigt. Möglicherweise verabreichen Sie dem Patienten die Arznei nur einmal und stellen bereits fest, daß mehr gar nicht nötig ist. Oder Sie lassen den Patienten das Mittel sehr häufig einnehmen, zum Beispiel dreimal in der ersten Stunde, und dann müssen Sie nichts mehr geben. Vielleicht stellen Sie aber auch fest, daß einige Stunden lang häufige Einnahmen erforderlich sind und dann nur noch ein oder zwei Einnahmen innerhalb von einigen Stunden (oder sogar Tagen), oder es stellt sich heraus, daß einen oder mehrere Tage lang recht häufige und regelmäßige Einnahmen im Abstand von wenigen Stunden nötig sind. Wenn Sie die Regeln über die Einnahmehäufigkeit zu Anfang dieses Abschnitts befolgen, können Sie gar nichts falsch machen. Bei allen akuten Beschwerden sollte die Reaktion auf das Heilmittel recht schnell erfolgen.

11. Erste-Hilfe-Situationen und akute Erkrankungen

Wenn von einer »Einnahme«, »Dosis« oder »Gabe« die Rede ist, sind ein Streukügelchen oder zwei bis drei Tropfen einer flüssigen Potenz in etwa einem Teelöffel Wasser gemeint oder, wenn es sich um ein zusätzlich potenziertes Heilmittel (siehe Seite 53) handelt, ein Eßlöffel der jeweiligen Mischung. Wie bereits erwähnt wurde, ist es besonders praktisch, Heilmittel für Babys in flüssiger Form vorrätig zu haben, da es einfacher ist, einem Baby eine Flüssigkeit zu verabreichen. Wenn Sie jedoch nur über Globuli oder Tabletten verfügen, können Sie davon zwei oder drei Stück zwischen zwei Teelöffeln zerdrücken und dem Baby das so entstandene Pulver geben. Dies ist immer noch einfacher, als den Versuch zu machen, dem Baby ein Streukügelchen zu geben. Dabei ist es unerheblich, wie viele Kügelchen Sie zerdrücken. Denken Sie daran, daß Sie eine energetische Medizin verabreichen, die als Aktivator der körpereigenen Heilkräfte fungiert, und daß die Häufigkeit der Einnahme und nicht die Quantität des Medikaments ausschlaggebend ist. Ich glaube, es ist immer sinnvoll, Arnica als flüssige Potenz vorrätig zu haben, da dies das am häufigsten benutzte Heilmittel in solchen Fällen ist, in denen ein Mensch in bewußtlosem oder halb bewußtlosem Zustand zu behandeln ist. Ein anderes Heilmittel, das man in flüssiger Form vorrätig haben sollte, ist Chamomilla. Dies ist die bei zahnenden Babys am häufigsten verabreichte Arznei, welche als Flüssigkeit viel leichter zu verabreichen ist als in Form von pulverisierten Tabletten.

Einer der häufigsten Fallstricke bei der Behandlung der eigenen Familie besteht darin, daß man ja die Menschen behandelt, die einem am meisten am Herzen liegen, so daß die eigenen Gefühle sehr leicht ins Spiel kommen und die Behandlung beeinflussen können. Wenn dies geschieht, machen Sie schnell einmal einen Fehler. Aus diesem Grund habe ich versucht, die Empfehlungen nicht nur so präzise und deutlich wie möglich zu formulieren, sondern gleichzeitig auch so distanziert wie möglich zu sein. Dies geschieht in der Hoffnung, daß es Sie dazu anregen wird, ebenfalls mit etwas Distanz an die Sache heranzugehen, wenn Sie ein Heilmittel für Ihr Kind auswählen. Eine sehr nützliche Methode, dies zu erreichen, besteht darin, sich vorzustellen, man wäre der Homöopath und nicht der besorgte und eventuell ängstliche Elternteil. Ein Fehler, der Eltern häufig unterläuft, besteht darin, daß sie die Potenz zu schnell und oft unnötigerweise erhöhen, wobei dies *ihre eigenen Sorgen und Ängste reflektiert,* anstatt den Regeln zu folgen und *in Übereinstimmung mit dem tatsächlichen Befinden des Kindes* zu behandeln. Ein zweiter häufig zu beobachtender Fehler ist, daß Eltern aufgrund von Ungeduld wie auch aufgrund von Sorge nicht alle Einzelheiten der Symptomatik in Ruhe beobachten und berücksichtigen. Dadurch werden wichtige Aspekte außer acht gelassen, ein unrichtiges Bild entsteht, und das falsche Heilmittel wird gewählt. Hier könnte es hilfreich sein, den Abschnitt über die Wahl des Heilmittels in akuten Fällen (9.) noch einmal zu lesen. Ein dritter Fehler, der sich auch häufig ereignet, besteht darin, daß Eltern das Heilmittel zu schnell wechseln (und gelegentlich auch zu langsam), oft aufgrund eines Mangels an Beobachtung oder weil sie nicht daran denken, auf »Zeichen einer Besserung« zu achten, an denen man sich orientieren sollte (siehe Seite 56). Bleiben Sie also ruhig, beobachten Sie gut und versuchen Sie, distanziert zu sein. Denken Sie schließlich auch daran, das Heilmittel in Ruhe auszusuchen. Wenn Sie durcheinandergeraten, kehren Sie zu den Einnahmegrundsätzen zurück.

Es ist immer sehr nützlich, die für jedes Familienmitglied verabreichten Heilmittel dokumentarisch festzuhalten und Angaben über Zeitpunkt, Beschwerden und Symptomatik sowie über Wirkung und Schnelligkeit der Genesung hinzuzufügen. Ein andermal wird dies für Sie von großem Nutzen sein, da viele Menschen häufig dieselben Mittel oder Abfolgen von Mitteln für bestimmte Erkrankungsformen benötigen. Dies kann Ihnen auch eine Menge Zeit ersparen und dabei helfen, ein klareres Bild von der Homöopathie zu bekommen.

In anderen Büchern können Sie viele weitere homöopathische Mittel, die ebenso wirksam sind, aufgelistet finden; ich habe mich jedoch in diesem Buch bemüht, vor allem praktische und konkrete Anweisungen zu geben, und deshalb nur eine kleine Auswahl der am häufigsten verwendeten Heilmittel getroffen. In anderen Büchern werden Sie auch Angaben darüber finden, wie andere, ernstere Krankheiten zu behandeln sind. Ich halte es jedoch nicht für gut, wenn Laien auch Erkrankungen behandeln, die über einfache akute Fälle, Unfälle und Verletzungen hinausgehen, denn chronische Krankheiten können nur von Homöopathen erfolgreich behandelt werden, die eine umfassende Ausbildung genossen haben, ohne die ernste Beschwerden vielleicht nicht erkannt oder zugrundeliegende Miasmen mißachtet werden würden. Außerdem sind die Auswahlmöglichkeiten und Heilmittelkenntnisse bei Laien begrenzt, so daß die Behandlung höchstwahrscheinlich fehlschlagen würde. Der Patient wäre enttäuscht und würde die Homöopathie am Ende womöglich ablehnen. Homöopathische Selbstbehandlung ist für den Laien nur in akuten Fällen zu empfehlen, und dann auch nur, wenn er weiß, was er tut. Es ist keinesfalls angeraten, chronische Krankheiten auf diese Weise zu behandeln, und Sie sollten eventuell noch einmal Abschnitt 3 über den Unterschied zwischen akuten und chronischen Krankheiten lesen, um ein tieferes Verständnis der Thematik zu erlangen.

Sollte ein Mitglied Ihrer Familie sehr häufig und nicht nur gelegentlich an einer akuten Erkrankung leiden, ist es sehr wichtig, daß ein professioneller Homöopath hinzugezogen wird, um die zugrundeliegende chronische Krankheit zu behandeln. Auf diese Weise wird die Neigung zu solch häufigen akuten Beschwerden reduziert, und ernsteren Erkrankungen wird vorgebeugt.

II Unfälle, Verletzungen und Erste-Hilfe-Situationen

Dieses Kapitel befaßt sich mit der Anwendung der Homöopathie bei Unfällen und Verletzungen. Es ist von größter Wichtigkeit, daß Sie die Ausführungen des vorangegangenen Kapitels gelesen haben, bevor Sie mit der praktischen Anwendung der homöopathischen Heilmittel beginnen. So lassen sich Fehler bei der Festlegung der Potenz und der Einnahmehäufigkeit eines Mittels sowie bei der Handhabung der Arzneien vermeiden. Sie werden feststellen, daß bei der Behandlung von Unfallverletzungen ungewöhnlich schnell nach Verabreichen eines homöopathischen Arzneimittels eine Reaktion zu beobachten ist und daß sich die oft unangenehmen Folgen eines Unfalls auf diese Weise erheblich reduzieren lassen.

Grundsätzliches zu Dosierung und Potenzwahl

Sofern in diesem Kapitel keine gesonderten Angaben zur Potenzwahl in bestimmten Situationen oder bei bestimmten Beschwerden gemacht worden sind, sollte man sich an die Empfehlungen halten, die im Abschnitt 10 über die Dosierung, Potenzwahl und Einnahmehäufigkeit zu finden sind.

12. Seelischer Schock, Trauma, Schreckerlebnis, Unglücksnachricht

Im folgenden geht es um die Behandlung *direkter* Reaktionen auf schockauslösende Erlebnisse, nicht um langfristige Nachwirkungen eines wie auch immer gearteten seelischen Traumas. Bei Spätfolgen, zum Beispiel bei posttraumatischem Streßsyndrom oder bei Trauer, sollte ein professioneller Homöopath hinzugezogen werden. Die Homöopathie kann bei der Verhütung ernsthafter Krankheiten und psychischer wie auch physischer Leiden, die von einem Trauma herrühren, große Dienste leisten. Wer in einer solchen Situation psychologische oder psychiatrische Unterstützung benötigt, wird besonderen Nutzen daraus ziehen können, wenn er die seelische Behandlung mit Homöopathie kombiniert. Die beiden Therapieformen harmonieren sehr gut miteinander, und es hat sich immer wieder gezeigt, daß es sehr viel schneller zu einer Genesung kommt, wenn man anstelle einer ausschließlich psychologischen auch gleichzeitig eine homöopathische Behandlung zur Anwendung kommen läßt.

Arnica

Dies ist das Heilmittel Nummer eins bei Schocks aller Art, die von einem Unfall oder einer Verletzung ausgelöst worden sind, angefangen beim Schock eines kleinen Kindes, das die Treppe heruntergefallen ist, bis zum Schock, der dadurch hervorgerufen worden ist, daß ein Familienmitglied in einen Autounfall verwickelt wurde oder man Zeuge eines Autounfalls war. Dieses Heilmittel ist außerdem bei der Behandlung eines Schocks infolge einer Unglücksnachricht nützlich. Man muß sich vergegenwärtigen, daß eine Situation, die für einen Erwachsenen keine besonders große Erschütterung darstellt, für ein Kind sehr traumatisch sein kann. Die beiden Hauptsymptome, die für die Wahl von Arnica sprechen, sind erstens, daß der Patient hartnäckig behauptet, es ginge ihm ausgezeichnet, auch wenn er sehr schlimme Verletzungen erlitten hat, und zweitens möchte der Patient nicht, daß die Verletzung in irgendeiner Weise berührt wird. Dies ist bei Kindern leicht feststellbar, da sie zum Beispiel laut schreien oder viel Aufhebens darum machen, wenn sich jemand der Wunde nähert. Wenn man ihnen zu nahe kommt, weichen Kinder in einer solchen Situation zurück, sofern sie dazu in der Lage sind. Sie machen unter Umständen auch einen benommenen Eindruck und reden unzusammenhängend. Während manche Kinder wie am Spieß schreien, verhalten sich andere außergewöhnlich still.

Notfalltropfen (Rescue Remedy)

Die Notfalltropfen aus der Bachblütentherapie werden am besten in einer Flüssigkeit verabreicht, wobei man einige Tropfen auf einen Teelöffel Wasser gibt und die Flüssigkeit vor dem Schlucken eine Weile im Mund hält. Sollte kein Wasser zur Verfügung stehen, können die Tropfen auch unverdünnt gegeben werden. Notfalltropfen werden nicht wie homöopathische Mittel in verschiedenen Potenzen hergestellt. Sie sind bei Schocks oder Schreckerlebnissen aller Art angezeigt und stellen eine Alternative zu Aconitum und Arnica dar. Obwohl es normalerweise ziemlich schnell zu einer Besserung kommt, muß dieses Mittel regelmäßig über einen Zeitraum eingenommen werden, der länger ist als der bei homöopathischen Heilmitteln erforderliche. Man kann davon ausgehen, daß während der ersten Stunden nach dem Schock oder dem Schreckerlebnis etwa alle dreißig Minuten eine Dosis erforderlich ist und dann einige Tage lang drei- bis viermal täglich eine weitere Einnahme, bis sich das Kind erholt hat.

Aconitum

Dieses Heilmittel ist in Situationen angezeigt, die bei dem Betroffenen sowohl einen Schock hervorrufen als auch Angst und

Schrecken auslösen. Der Patient ist normalerweise sehr unruhig, angsterfüllt und davon überzeugt, daß er sterben muß. Ältere Kinder sagen mitunter sogar den Zeitpunkt ihres Todes voraus. Dieses Mittel wird meist dann benötigt, wenn Arnica bereits verabreicht wurde. Wenn nämlich der schlimmste Schock überstanden ist, bleibt nach einem traumatischen Erlebnis häufig noch etwas Angst zurück.

Ignatia

Dieses Heilmittel wird in erster Linie bei Schocks verabreicht, deren Ursache vor allem im Bereich der Trauer liegen, das heißt bei Schocks, die durch ein großes Verlustgefühl ausgelöst werden. Meist ist dieses Mittel eher bei Erwachsenen und älteren Kindern angebracht, und da erweist es sich als besonders nützlich bei der Behandlung von Trauer, die durch einen Todesfall hervorgerufen worden ist (oder auch bei der Behandlung von dem schweren Kummer, den eine ernsthafte finanzielle Krise mit sich bringt). Bei älteren Kindern kann dieses Mittel bei großen Enttäuschungen besonders nützlich sein, zum Beispiel wenn man den heißbegehrten Platz in der Schulmannschaft nicht bekommen hat oder wenn man aus einer Mannschaft ausscheiden muß, deren Mitgliedschaft einem sehr viel bedeutet hat. Diese Arznei eignet sich auch sehr gut zur Behandlung eines Kindes, das nach dem Tod oder einer Katastrophe im Zusammenhang mit einem Familienmitglied, einem Freund, einem angebeteten Popstar oder einem besonders geliebten Haustier vor lauter Kummer ganz hysterisch wird. Was die Geistes- und Gemütssymptome betrifft, ist zumindest sehr viel Seufzen feststellbar (auch wenn sich das Kind dessen nicht bewußt ist). Außerdem ist das Kind sehr unruhig und nicht in der Lage, still zu sitzen oder sich auf eine Sache zu konzentrieren. Wenn sich diese Gefühle zur Hysterie steigern, kann man alle Abstufungen von großer Verzweiflung bis hin zur Hysterie selbst beobachten. Bevor man auf eine

Beerdigung gehen muß oder wenn man gerade erfahren hat, daß jemand gestorben ist, empfiehlt sich die Einnahme von Ignatia ebenfalls. Diese Arznei eignet sich nicht für Säuglinge, aber schon sehr kleine Kinder benötigen sie manchmal, sofern das Arzneimittelbild ihrem Verhaltensmuster und der jeweiligen Situation entspricht.

Dosierung und Potenzwahl

Die in den obengenannten Beispielen verwendeten Heilmittel werden ausschließlich auf der Grundlage emotionaler Symptome verabreicht, weshalb entweder eine C30-Potenz oder eine zusätzlich potenzierte C30-Potenz (siehe Seite 53) verwendet werden sollte. Gelegentlich kann es notwendig werden, auf eine C200-Potenz umzusteigen, etwa wenn die niedrigere Potenz »an Schwung verliert«. Die Mittel sollten nicht länger als zwei bis drei Tage lang eingenommen werden, und normalerweise sind nur wenige Einnahmen zu Anfang und vielleicht auch später noch ab und zu eine Dosis erforderlich, falls die Symptome wiederkehren. (Die Notfalltropfen der Bachblütentherapie werden, wie oben angegeben, anders dosiert.)

13. Blaue Flecken und Muskelprellungen, Verstauchungen und Zerrungen

Bei blauen Flecken und Prellungen handelt es sich eigentlich um dieselbe Verletzungsart, denn in beiden Fällen kommt es zu Schmerzen, Schwellungen und Blutergüssen, ohne daß die Haut selbst verletzt ist. Muskelprellungen entstehen normalerweise als Folge eines Aufpralls gegen oder eines Schlages mit einem harten, stumpfen Gegenstand und sind übliche Begleiterscheinungen bei den meisten Unfällen, bei vielen Sportverletzungen und bei den typischen Verletzungen, die sich kleine Kinder bei Stürzen in Haus und Garten oder beim Raufen mit ihren Geschwistern zuziehen.

Arnica

Arnica ist das Heilmittel Nummer eins, das in den obengenannten Fällen zu verabreichen ist. Es behandelt sowohl den Schock als auch die Prellung selbst und hilft immer, unabhängig von der Schwere, Tiefe oder Größe der Prellung. Wie dem Arzneimittelbild von Arnica entnommen werden kann, tritt bei Verletzungen dieser Art durch Berührung oder Druck eine Verschlimmerung ein. Der Betroffene erlebt die mit der Prellung einhergehenden Schmerzen so, als würde er an der Stelle geschlagen, entzweigerissen oder gestoßen. Was die emotionale Verfassung angeht, tritt eine Besserung ein, wenn der Patient allein ist. Er fürchtet sich vor Annäherungen und Berührungen und beharrt darauf, daß ihm nichts fehlt.

Dosierung: Wenn Anzeichen dafür bestehen, daß es sich um einen schweren Schock handelt, bei dem viele emotionale Symptome zu beobachten sind – etwa wenn der Patient benommen und durcheinander erscheint oder unbeirrt behauptet, es ginge ihm gut, obwohl dies offensichtlich nicht der Fall ist –, sollte Arnica C30 verabreicht werden. In anderen Fällen sollte man immer mit Arnica C6 beginnen. Es könnte erforderlich sein, das Heilmittel anfangs sehr häufig zu geben, zum Beispiel ungefähr alle zwanzig Minuten. Die Schwellung wird jedoch sehr bald zurückgehen, und die Prellung wird sich sehr rasch bessern, so daß das Heilmittel nur noch dann gegeben werden muß, wenn sich der Genesungsprozeß verlangsamt oder gar zum Stillstand kommt.

Verband: Falls nötig kann eine Arnica-Lotion aus einem Teelöffel Arnica-Urtinktur auf einen halben Liter Wasser zubereitet werden, die dann in Kombination mit einem Verband angewendet wird. Vorsicht: Arnica-Lotion, -Urtinktur und -Salbe sollten niemals direkt auf die verletzte Haut aufgetragen werden. Der Grund dafür ist, daß manche Hauttypen empfindlich auf Arnica reagieren und es bei Kontakt zu einem lästigen Ausschlag kommen kann.

Ledum

Sollte die Haut einige Zeit nach der Verabreichung von Arnica immer noch Verfärbungen aufweisen oder sollte die verletzte Stelle noch leicht geschwollen sein, ist Ledum zur Beseitigung der Flecken und zur Vervollständigung des Heilungsprozesses einzusetzen. Gemäß dem Arzneimittelbild von Ledum ist dieses Heilmittel dann angezeigt, wenn es bei Wärme und Berührung zu einer Verschlechterung und bei Kälte und Freilegung der Stelle zu einer Verbesserung kommt.

Ruta

Dieses Heilmittel eignet sich erstens zur Behandlung von Prellungen, Sehnenzerrungen oder -rissen und zweitens zur Behandlung verletzter Knochenhaut infolge von Tritten und Stößen. Die Knochenhaut ist die faserige Membranschicht, die den Knochen umschließt. Bei dieser Art Verletzung handelt es sich meist um Stellen wie das Schienbein, wo die Knochen direkt unter der Haut liegen. Bei einer Großzahl von Sportverletzungen kommt es zu einer derartigen Beschädigung. Ruta (ein Heilmittel, das auf Arnica folgt), muß häufig Kindern gegeben werden, die beim Fußballspielen oder bei anderen Ballsportarten gestoßen oder getreten worden sind. Zu den Verletzungsarten, bei denen Ruta helfen kann, gehören Prellungen oder Tritte gegen das Schienbein, Sehnenzerrungen, Quetschungen aufgrund von schlechtsitzenden Skischuhen und Schmerzen infolge von Osteopathiebehandlungen. (Es kommt nur sehr selten vor, daß Ruta Knochen-

hautverletzungen nicht vollständig heilt. Sollte dies der Fall sein, kann Symphytum den Heilungsprozeß vollenden.)
Das Arzneimittelbild von Ruta beschreibt die folgenden Symptome: Bei Kälte kommt es zu einer Verschlimmerung, bei Wärme zu einer Besserung. Bei Feuchtigkeit und nassem Wetter sowie bei Anstrengung verschlechtert sich der Zustand. Sanftes Reiben bringt jedoch Linderung. Die verletzte Stelle fühlt sich für den Betroffenen wund, empfindlich und wie gelähmt an. Ruta ist bei der Behandlung von Knoten, Knötchen und Schleimbeuteln zu empfehlen, ebenso wie bei Verletzungen, die dadurch hervorgerufen worden sind, daß ein bestimmter Körperteil überbeansprucht wurde. Dazu gehören Überbein, Tennisellenbogen, Schleimbeutelentzündung und auch einige auf einseitige Belastung zurückzuführende Zerrverletzungen.
Es sollte jedoch ein professioneller Homöopath hinzugezogen werden, wenn in diesen Fällen keine Besserung eintritt, denn manchmal können diese Beschwerden Teil einer viel breiteren Symptomatik sein, zu deren Therapie eine Konstitutionsbehandlung erforderlich ist.

Symphytum

Dieses Heilmittel ist speziell für die Behandlung von Prellungen am Augapfel, an den Wangenknochen und an den Knochen rund um die Augen geeignet. Verletzungen dieser Körperteile treten besonders häufig bei bestimmten Sportarten und bei Autounfällen auf. In letzterem Fall kann sich eine solche Verletzung ereignen, wenn zu viele Kinder auf der Rückbank eines Autos sitzen und nicht alle Sicherheitsgurte tragen können, so daß ein Kind hart aufprallt und sich am Gesicht verletzt, oder wenn der Kopf des Fahrers auf das Lenkrad aufprallt, während der Körper durch den Sicherheitsgurt gehalten wird. Denken Sie daran, Ihrem Kind zuerst Arnica gegen den Schock und die allgemeinen Aufprallerscheinungen zu geben.

Rhus toxicodendron

Dieses Heilmittel eignet sich erstens zur Behandlung von Muskelüberbeanspruchung mit nachfolgendem Muskelkater und zweitens zur Behandlung von Bänder- und Sehnenrissen oder Verstauchungen. Gemäß dem Arzneimittelbild von Rhus toxicodendron ist die erste Bewegung immer besonders schmerzhaft. Die Schmerzen verringern sich jedoch bei fortgesetzter Bewegung, während sie bei Überanstrengung wieder stärker werden. Ein Beispiel wäre, daß man sich morgens beim Aufstehen oder nach langem Sitzen sehr steif fühlt, was sich jedoch bessert, wenn man sich eine Weile bewegt, dann allerdings aufgrund von Überbeanspruchung und Müdigkeit mit der Zeit zurückkehrt. Wenn Rhus toxicodendron angezeigt ist, kommt es bei nassem und feuchtem Wetter zu einer Verschlechterung und bei Wärme und Hitze sowie bei Reiben und Druck zu einer Verbesserung. Man hat ziehende oder reißende Schmerzen, ein Gefühl des Wundseins und ist auch schmerzempfindlich. Rhus toxicodendron ist besonders hilfreich bei der Behandlung von Kindern, die extrem wettbewerbsorientiert sind und sich folglich bei Sport und Spiel überfordern, so daß es zu den Schmerzen kommt, die im Arzneimittelbild von Rhus toxicodendron einzeln beschrieben sind. Die hier typischen Symptome können auch auftreten, wenn man aufgrund von Anstrengung überhitzt ist und stark schwitzt. Kinder, die dann im Freien herumsitzen, können sich verkühlen, wenn sie sich keine warme und trockene Kleidung überziehen.

Hypericum

Dieses Heilmittel eignet sich zur Behandlung von Verletzungen an Körperteilen, in denen sich viele Nerven befinden. Es ist beispielsweise angezeigt, wenn man sich den Finger in einer Tür eingeklemmt hat. Auch zur Behandlung von Verletzungen an der Wirbelsäule ist es angezeigt. Außerdem ist das Mittel zu empfehlen, wenn bei tatsächlich verletzter Haut ein Vereiterungsrisiko besteht (siehe Abschnitte 15, 16 und 17). Wenn der Schock schlimm ist, geben Sie immer zuerst Arnica.

Grundsätzliches zur Dosierung

Bei den meisten oben beschriebenen Verletzungen ist zuerst Arnica zur Behandlung des ersten Schocks und der Aufprallerscheinungen angezeigt, gefolgt von einem der anderen Heilmittel, das je nach dem individuellen Fall aufgrund seiner Ähnlichkeit gewählt werden soll. Wenn ein schwerer Schock zu behandeln ist, muß man in der ersten Stunde eventuell mehrmals Arnica C30 verabreichen, sollte dann jedoch immer längere Pausen zwischen den einzelnen Dosen einlegen, wobei daran zu denken ist, daß man die Dosis nur wiederholen sollte, wenn die Symptome wiederkehren. Die von Ihnen gewählte Arznei zur Behandlung der körperlichen Verletzung wird wahrscheinlich nur drei- bis viermal täglich (oder seltener) für einen Zeitraum von einem Tag bis zu einer Woche einzunehmen sein. Die Dosierung kann aber individuell variieren. Bitte beachten Sie auch die in Abschnitt 10 genannten Regeln über Dosierung, Potenzwahl und Einnahmehäufigkeit. Wenn nichts anderes angegeben ist, fangen Sie immer mit einer C6-Potenz an. Sie werden wahrscheinlich sehr erstaunt darüber sein, wie schnell sich Ihre Familienmitglieder nun von derartigen Verletzungen erholen.

14. Schnittwunden, Schürfwunden und Schrammen

Das Säubern von Wunden

Die Wunde sollte mit Wasser gesäubert werden, in das einige Tropfen Calendula-Urtinktur gegeben wurden, oder es sollte eine Mischung aus einem Teil Calendula-Urtinktur auf zehn Teile

Wasser verwendet werden. Die Tinktur fungiert als eine Art Antiseptikum. Man sollte die Wunde ruhig ein wenig bluten lassen, damit sie sich reinigen kann. Vergessen Sie nicht, in diesem Stadium ebenfalls Arnica zu geben, falls auch ein Schock oder Prellungen zu behandeln sind.

Blutungen

Die meisten Blutungen können zum Stillstand gebracht werden, indem man festen Druck unterhalb der Blutung ausübt und den betroffenen Körperteil nach oben hält. Man kann auch Calendula-Urtinktur *unverdünnt* auftragen, da dies eine außergewöhnlich schnelle Wirkung hat, wenn Blutungen aller Art zum Stillstand gebracht werden sollen. Wenn es nötig ist, daß ein Verband angelegt wird, verwenden Sie immer einen Trockenverband oder einen in *purer* Calendula-Urtinktur getränkten Verband, sofern Sie Calendula-Urtinktur zum Stillen der Blutung einsetzen. Calendula-Urtinktur ist außerdem ein sehr nützliches Heilmittel zur Stillung starker Blutungen nach einer Zahnextraktion. (Binden Sie nur ab, wenn unkontrollierbare spritzende Blutungen auftreten, und denken Sie dann daran, den Druck etwa alle fünfzehn bis zwanzig Minuten zu lösen, damit die normale Blutzufuhr nach wie vor den betroffenen Körperteil erreicht. Es könnte sonst nämlich Wundbrand einsetzen. Abbinden sollte man nur mit einem weichen Druckverband, der die darunterliegende Haut schützt.)

Verband/Lotionen

Wenn die Blutungen nicht besonders schlimm sind oder bereits zum Stillstand gebracht wurden und die Wunde gesäubert worden ist – und wenn Sie der Meinung sind, daß trotzdem ein Verband notwendig ist –, benutzen Sie einen Mullverband, der in Calendula- oder Hypericum-Lotion getränkt und dann ausgedrückt wurde. Diese Lotion sollte aus einem halben Teelöffel der

Urtinktur und einem viertel Liter Wasser hergestellt werden. Am Verband sollte nach dem Anlegen nicht mehr gerührt werden, aber Sie können ihn mit der von Ihnen bevorzugten Lotion feucht halten. Wenn die Wunde sehr groß oder tief ist, empfiehlt es sich, Calendula C6 oder Hypericum C6 auch innerlich dreimal täglich zu geben, bis erkennbar wird, daß eine saubere Heilung eingesetzt hat. Später ist eine Calendula- oder Hypericum-Salbe einem Verband vorzuziehen.

Calendula oder Hypericum

Verwenden Sie Hypericum C6 innerlich und Hypericum-Urtinktur äußerlich erstens bei Verletzungen, die tief oder umfangreich sind, zweitens auf Körperteilen, die besonders viele Nerven enthalten (und deshalb bei einer Verletzung besonders stark schmerzen können, zum Beispiel ein in einer Tür eingeklemmter Finger), und drittens, wenn ein Tetanusrisiko besteht (siehe Abschnitt 15).

Benutzen Sie Calendula-Urtinktur erstens unverdünnt, um Blutungen zum Stillstand zu bringen, und zweitens als Lotion zur Säuberung von Verletzungen.

Calendula oder Hypericum können als Lotion zum Tränken eines Verbands und/oder innerlich in einer C6-Potenz zur Förderung einer sauberen Heilung und zur Vorbeugung gegen Wundinfektion eingenommen werden. Im Wechsel angewandt, sind diese Heilmittel wirksamer, als wenn sie gleichzeitig als Mischung gegeben werden. Sobald die Heilung nach Verwendung des von Ihnen gewählten Arzneimittels eingesetzt hat, ist es am besten, Hypericum mit Calendula im Wechsel zu verwenden. Wahrscheinlich werden Sie dann von der Lotion lieber auf Hypericum- oder Calendula-Salbe umsteigen.

Kleine Kinder ziehen sich oft kleine Schrammen und Hautabschürfungen zu, wenn sie vom Rad fallen oder wild herumtoben. Wenn die betroffenen Stellen gesäubert worden sind, benötigt man wahrscheinlich nur eine Calendula- oder Hypericum-Salbe.

Staphisagria
Dieses Heilmittel ist bei sehr tiefen Schnittwunden und bei Operationswunden angezeigt. Geben Sie ein bis zwei Tage lang zweimal täglich Staphisagria C30, sofern der Schnitt schmerzt.

15. Stichwunden

Diese Wunden können durch spitze, scharfe Gegenstände verursacht werden, zum Beispiel wenn man in die Zinken eines Gartengeräts tritt oder wenn man sich durch Nadel- oder Messerstiche verletzt. Kinder ziehen sich häufig Stichwunden zu, wenn sie sich einen rostigen Nagel oder eine Reißzwecke in den Fuß treten. Bei diesen tieferen Verletzungen besteht die größte Gefahr darin, daß man mit dem Tetanusbazillus infiziert wird, der in der Erde leben kann und der an der Verletzungsstelle unter anaeroben Bedingungen gedeiht; das heißt, er kann sich nur dann vermehren, wenn kein Sauerstoff vorhanden ist. Darum ist das Risiko einer Tetanusinfektion bei tiefen Stichwunden viel größer als bei Hautabschürfungen. Mit Hilfe einer homöopathischen Behandlung kann eine Tetanuserkrankung sehr leicht verhütet werden, *vorausgesetzt, die Behandlung beginnt so schnell wie möglich* nach der Verletzung (konsultieren Sie im Zweifelsfall einen Arzt bzw. professionellen Homöopathen). Sie sollten dabei den Empfehlungen in diesem Abschnitt folgen. Dann werden Sie feststellen, daß es mit einer bemerkenswerten Geschwindigkeit zu einer Besserung kommt.

Die Versorgung von Stichwunden

Die Wunde kann mit Wasser gesäubert werden, in das zuvor einige Tropfen Calendula-Urtinktur gegeben wurden. Hypericum-Urtinktur kann dann direkt auf die Wunde gegeben werden, oder sofern ein Verband nötig ist, kann eine Hypericum-Lotion aus einem Teil Hypericum-Urtinktur auf zehn Teile Wasser zubereitet werden, in welcher der Verband getränkt wird. Kombiniert mit dem entsprechenden innerlich zu verabreichenden Heilmittel, heilt die Wunde auf diese Weise rasch und ohne Infektion zu.

Arnica

Geben Sie zuerst dieses Heilmittel in einer C30-Potenz zur Behandlung des Schocks.

Ledum

Bei Stichwunden, zu deren Behandlung Ledum angezeigt ist, leidet der Betroffene unter schießenden und stechenden Schmerzen; auf der Haut zeigen sich wäßrige Schwellungen. Die verletzten Körperteile fühlen sich bei Berührung kalt an, obwohl der Betroffene sie möglicherweise gar nicht als kalt, sondern eher sogar als heiß empfindet. Baden in kaltem Wasser, besser noch in Eiswasser, bringt Erleichterung. Kalte Umschläge und Kompressen helfen ebenfalls. Wenn die Wunde unbedeckt oder der kalten Luft ausgesetzt ist, kommt es zu einer Besserung. Bei Wärme oder bei Berührung tritt eine Verschlimmerung ein. Wenn Ledum das in Ihrem Fall angezeigte Heilmittel ist, erleben Sie Ihr Kind möglicherweise dabei, wie es seine verletzte Hand, den Fuß oder den jeweils betroffenen Körperteil in einem Waschbecken oder in der Badewanne mit eiskaltem Wasser kühlt. Sofern ein Tetanusrisiko besteht, sollten Sie dieses Heilmittel mit Hypericum im Wechsel verabreichen. Bei dieser Art von Verletzung halte ich es oft für nötig, eine C30-Potenz einzusetzen.

Hypericum

Dieses Heilmittel ist von großem Nutzen, wenn sich Schmerzen oder ein roter Strich von dem betroffenen Körperteil in Richtung Herz zu ziehen beginnen und wenn die Wunde sehr empfindlich auf Berührung reagiert. Dabei ist die Wunde sehr viel empfindlicher, als man von ihrem Aussehen her schließen würde, und Kälte und Bewegung bewirken eine Verschlimmerung der Symptome. Hypericum wird oft im Anschluß an Ledum nötig, wobei dieses Mittel besonders bei Verletzungen an Körperteilen angezeigt ist, die sehr viele Nerven enthalten. Wenn irgendwelche Anzeichen dafür bestehen, daß die Wunde nicht sauber heilt, verabreichen Sie diese Arznei im Wechsel mit Ledum, damit es nicht zu einer Tetanusinfektion kommt. Beginnen Sie mit Hypericum C6, aber gehen Sie, falls nötig, auf eine C30-Potenz über.

Tetanus

Eine Tetanusinfektion entwickelt sich normalerweise eher allmählich, obwohl sie gelegentlich auch sehr plötzlich beginnen kann. Die ersten Anzeichen einer Tetanusinfektion sind Steifheit der Kinnlade und der Nackenmuskeln. Zusätzlich zu dem bereits zu Anfang dieses Abschnitts beschriebenen abwechselnden Gebrauch von Hypericum und Ledum könnten Sie auch Tetanus C30 einsetzen, wenn Sie das Gefühl haben, daß nach einer Verletzung ein echtes Risiko einer derartigen Erkrankung besteht. Geben Sie dann eine Dosis Tetanus C30 (s. a. S. 80) am Morgen und am Abend desselben Tages, und wiederholen Sie die Arzneimittelgabe bei Bedarf eine Woche später. Es ist jedoch auch sehr wirksam, Ledum mit Hypericum im Wechsel zu verabreichen.

Man nimmt an, daß der Tetanus-Impfstoff aus Gründen der Sicherheit heute in einer solchen Reinheit verabreicht wird, daß seine Fähigkeit, Tetanus vorzubeugen, stark reduziert worden ist. Trotzdem kann der Impfstoff Nebenwirkungen wie Fieber, Nervenschädigung am Innenohr, Degeneration des Nervensystems, anaphylaktischen Schock und anderes auslösen. Der Impfstoff weist außerdem ein Quecksilber enthaltendes Konservierungsmittel auf, von dem heute geglaubt wird, daß es, abgesehen von anderen Nebenwirkungen, äußerst schädigend für das Zahnfleisch ist und zur Altersdemenz beitragen kann.

16. Splitter und Fremdkörper

Silicea
Dieses Heilmittel ist als erstes zu verabreichen, damit jegliche Fremdkörper wie zum Beispiel Splitter oder Dornen aus dem Körper getrieben werden. Es ist sogar am besten, Silicea schon dann zu verwenden, wenn nur die geringsten Schwierigkeiten beim manuellen Entfernen des Splitters auftreten sollten, denn es wirkt sehr schnell und ist für das Kind sehr viel weniger schmerzhaft. Geben Sie einige Tage lang bis zu dreimal täglich Silicea C30. Sie werden wahrscheinlich feststellen, daß schon ein bis zwei Dosen vollkommen ausreichen, da der Splitter dann sehr leicht von selbst herauskommt. Dieses Heilmittel treibt übrigens jeden Fremdkörper heraus (siehe auch Warnhinweise unten) und hilft dem Körper im Fall einer Wundinfektion dabei, um die Verletzung herum aufgekommenen Eiter entweder wiederaufzunehmen oder abzustoßen. Es ist durchaus möglich, daß Silicea das einzige Heilmittel ist, welches Sie zur erfolgreichen Behandlung der Verletzung benötigen.
Wichtiger Hinweis: Geben Sie dieses Heilmittel niemals einem Menschen, der ein Transplantat – welcher Art auch immer – eingesetzt bekommen hat, der einen Herzschrittmacher trägt oder in dessen Körper sich Bombensplitter aufgrund alter Kriegsverletzungen oder Metallsplitter aus anderen Verletzungen befinden. Es ist nämlich möglich, daß Silicea diese ebenfalls heraustreibt.

Das Säubern von Splitterwunden
Sobald Sie den Splitter manuell oder durch Gabe von Silicea entfernt haben, kann die Wunde mit Wasser gereinigt werden, dem einige Tropfen Calendula-Urtinktur beigefügt worden sind. Hypericum-Urtinktur kann dann direkt auf die verletzte Stelle gegeben werden, oder sofern ein Verband benötigt wird, kann eine Hypericum-Lotion aus einem Teil Hypericum-Urtinktur auf zehn Teile Wasser angefertigt werden, in welcher der Verband getränkt wird. Bei derartigen Verletzungen, die meist geringfügig sind, ist nur selten ein Verband erforderlich.

Hepar sulfuris
Wenn der Splitter mit Hilfe von Silicea C30 erfolgreich aus dem Körper entfernt worden ist, das Mittel jedoch nicht in der Lage gewesen zu sein schien, den Eiter zu beseitigen und die Wunde zum Abheilen zu bringen (was es normalerweise sehr erfolgreich bewirkt), ist Hepar sulfuris C30 eine gute Alternativarznei, die aber auch wirklich nur in einem solchen Fall angezeigt ist. Benutzen Sie diese Arznei, wenn die Fläche rund um die Wunde stark schmerzt, wenn sich die Schmerzen stechend und klopfend anfühlen und der gesamte Bereich sehr berührungsempfindlich ist. Kälte und Luft bewirken eine Verschlimmerung. Die Wunde ist heiß, stark entzündet, geschwollen, übelriechend und eitrig. Nur wenige Gaben dieser Arznei reichen aus. Wenn die Wunde eitrig ist, sollte im allgemeinen Hepar sulfuris vor Silicea benutzt werden, da es in den Anfangsstadien einer Wundentzündung wirksamer ist. Wenn jedoch ein Fremdkörper oder ein Splitter entfernt werden muß, sollte Silicea als erstes benutzt werden.

Belladonna
Wenn der Bereich rund um die Wunde geschwollen, rot, klopfend und heiß, aber nicht eitrig wird, ist Belladonna C6 drei- bis

sechsmal täglich angezeigt, bis sich eine Besserung einstellt (allerdings erst, nachdem der Splitter mit Hilfe von Silicea entfernt worden ist). Wahrscheinlich werden nur einige Einnahmen benötigt. Belladonna hat sich meiner Meinung nach als das Heilmittel Nummer eins erwiesen, wenn es darum geht, einen Finger zu behandeln, in den zum Beispiel bei der Gartenarbeit ein Dorn geraten ist. Sobald der Dorn manuell oder durch Gabe von Silicea beseitigt worden ist, liegt häufig noch das Arzneimittelbild von Belladonna vor: Die betroffene Stelle ist heiß, klopfend, gerötet, glänzend, geschwollen, aber nicht eitrig.

Hypericum

Dieses Heilmittel ist von großem Nutzen, wenn sich Schmerzen oder ein roter Strich von dem verletzten Körperteil in Richtung Herz zu ziehen beginnen und wenn die Wunde sehr berührungsempfindlich ist. Dabei ist die Wunde sehr viel empfindlicher, als man von ihrem Aussehen her schließen würde. Hier sollte wieder zuerst Silicea verwendet werden, falls der Splitter nicht leicht herauskommt. Bei Kälte und bei Bewegung ist eine Verschlimmerung festzustellen. Dieses Heilmittel ist oft im Anschluß an Ledum erforderlich und ganz besonders dann angezeigt, wenn sich die Verletzung an einem Körperteil befindet, der besonders viele Nerven enthält, zum Beispiel an den Fingerspitzen. Wenn irgendwelche Anzeichen dafür bestehen, daß die Wunde nicht sauber heilt, sollte dieses Heilmittel mit Ledum im Wechsel gegeben werden, so daß es nicht zu einer Tetanusinfektion kommen kann.

Ledum

Ledum ist dann angezeigt, wenn schießende und stechende Schmerzen im Bereich rund um die Wunde zu spüren und wenn wäßrige Schwellungen zu beobachten sind. Die betroffene Stelle fühlt sich (im Gegensatz zu Belladonna) bei Berührung kalt an, obwohl der Patient sie möglicherweise gar nicht als kalt, sondern sogar eher als heiß empfindet. Baden in kaltem, am besten eiskaltem Wasser bewirkt eine Linderung, ebenso kalte Umschläge und Kompressen, kalte Luft und Freilegen der Stelle. Bei Wärme und Berührung kommt es jedoch zu einer Verschlechterung. Vergessen Sie nicht, zuerst Silicea zu geben, wenn der Splitter nicht von selbst herauskommt. Sie sollten dieses Heilmittel mit Hypericum im Wechsel benutzen, falls ein Tetanusrisiko besteht.

Tetanus

Zusätzlich zur am Anfang dieses Abschnitts beschriebenen Verwendung von Hypericum und Ledum im Wechsel können Sie auch eine Tetanus-Nosode C30 verabreichen, wenn Sie der Meinung sind, daß nach der Verletzung ein Tetanusrisiko besteht. (Nosoden sind Mittel, die in hoher Verdünnung und Dynamisierung von dem eingedrungenen Bakterium oder Virus zubereitet werden. Nosoden, die zur Immunisierung eingesetzt werden, sind bei korrekter Anwendung sicher und in der hohen Potenzierung [C30] nicht gefährlich.) Geben Sie dazu eine Dosis am Morgen und eine am Abend desselben Tages, und wiederholen Sie die Mittelgabe bei Bedarf eine Woche später. Im allgemeinen sollte dieses Heilmittel gar nicht nötig sein, wenn Sie Ledum im Wechsel mit Hypericum je nach Bedarf verwenden.

Aconitum

Dieses Heilmittel ist meiner Meinung nach bei Augenentzündungen sehr hilfreich, die auftreten, nachdem man einen Fremdkörper im Auge hatte. Das Auge ist trocken, brennt und fühlt sich an, als wäre Sand darin. Bei Licht kommt es zu einer Verschlimmerung. Diese Symptome können auch auftreten, nachdem man trockener Kälte und Wind ausgesetzt war. Aconitum ist auch ein sehr nützliches Arzneimittel zur Behandlung des großen

Schreckens, den Kinder oft erleben, wenn sie eine derartige Augenverletzung erleiden.

Euphrasia
Benutzen Sie dieses Heilmittel als Augenbad, nachdem ein Fremdkörper daraus entfernt worden ist. Nehmen Sie dazu, falls nötig, Euphrasia C6 zur innerlichen Anwendung, oder bereiten Sie ein Augenbad aus lediglich zwei bis drei Tropfen Euphrasia-Urtinktur in Wasser. Dies hat eine sehr erfrischende und kühlende Wirkung und empfiehlt sich auch dann, wenn man nur unter müden Augen leidet. Es leistet besonders gute Dienste, wenn sich Ihr heranwachsendes Kind gerade an das Tragen von Kontaktlinsen gewöhnt und die Augen nach dem Herausnehmen der Linsen baden möchte.

17. Platzwunden

Bei derartigen Wunden sind nicht nur Prellungen und Gewebebeschädigungen zu behandeln, sondern auch Hautverletzungen. Zuerst sollten Sie Arnica gegen den Schock verabreichen und dann die Wunde mit Wasser säubern, in das einige Tropfen Calendula-Urtinktur gegeben wurden. Fahren Sie mit der Verabreichung von Arnica fort, während Sie sich überlegen, ob ein anderes Heilmittel gegeben werden soll, das für die jeweilige Verletzung geeigneter erscheint. Schauen Sie sich dafür noch einmal die Abschnitte 13, 14, 15 und 20 an. Die folgende Zusammenfassung soll Ihnen bei der Mittelwahl eine erste Übersicht geben. Platzwunden kann man sich beim Sport zuziehen; sie sind jedoch am häufigsten die Folge von Stürzen, die sich ereignen, wenn ein Kind von einem Baum oder einem Klettergerüst fällt – oder wenn es den Eltern bei Reparaturen im Haus hilft. Sie können auch bei einem schwereren Unfall entstehen.

Antiseptikum	Calendula oder Hypericum, innerlich und äußerlich (im Wechsel)
Augen	Symphytum, Aconitum, Euphrasia
Augapfel, Verletzungen am	Symphytum (zuerst Arnica)
Blutungen	Calendula äußerlich (Trockenverband), Arnica innerlich
Gliedmaßen, Schmerzen (von Verletzung) steigen auf	Hypericum
Knochenbrüche	Symphytum (zuerst Arnica, Hypericum)
Knochenhautverletzungen	Ruta (an den Stellen, wo die Knochen direkt unter der Haut liegen), Symphytum (zuerst Arnica)
Muskelsteifheit	Rhus toxicodendron
Muskelzerrungen	Rhus toxicodendron
Nervenbeschädigung	Hypericum (Arnica könnte zuerst angezeigt sein)
Prellungen	Arnica, Hypericum, Ruta, Symphytum, Rhus toxicodendron, Ledum
Schnittwunden	Staphisagria, Hypericum, Calendula
Schrammen/Hautabschürfungen	Calendula, Hypericum
Sehnenverletzungen	Ruta (zuerst Arnica)
Splitter/Dornen	Silicea, Hepar sulfuris, Belladonna, Ledum, Hypericum, Tetanus, Aconitum
Stichwunden	Ledum, Hypericum, Tetanus, Belladonna (zuerst Arnica)

Tetanus (vorbeugend)	Ledum im Wechsel mit Hypericum, Hypericum-Verbände, Tetanus C30
Tritte und Stöße	Ruta (zuerst Arnica)
Verstauchungen	Rhus toxicodendron (zuerst Arnica)
Wangenknochen	Symphytum (zuerst Arnica)

In den meisten Fällen werden Sie über die Geschwindigkeit des Heilungsprozesses erstaunt sein. Sehr selten können jedoch trotz erfolgter Mittelgabe Schmerzen, Unwohlsein oder Schwächezustände bis zu einem gewissen Grad fortdauern. In diesen Fällen sollte ein professioneller Homöopath hinzugezogen werden, da eine tiefer wirkende Arznei oder eine Konstitutionsbehandlunger forderlich sein könnte, um den Heilungsprozeß zu vollenden.

18. Bißverletzungen und Insektenstiche

Ledum

Ledum ist das wichtigste Heilmittel zur Behandlung der meisten Bißverletzungen, Insektenstiche und Stichwunden. Es ist bei Hundebissen, Wespen- und Bienenstichen sowie bei Mückenstichen zu verwenden. Wenn die Bißwunden nicht besonders ernst oder nur geringen Ausmaßes sind, ist es am besten, mit Ledum C6 anzufangen, das später noch bei Bedarf zusätzlich potenziert werden kann.

Bei Bissen, deren Tiefe, Schwere oder Ausmaß extremer ist, sollte Ledum C30 benutzt werden. Manche Kinder sind eher dafür anfällig, von Hunden gebissen zu werden, da sie Hunde, die sonst freundlich und kinderlieb sind, so ärgern, daß die Tiere sehr aufgeregt oder wütend werden. Ledum ist bei der Behandlung

solcher Bißwunden ausgesprochen wirksam, und die Verletzung heilt sehr schnell ab.
Gemäß dem Arzneimittelbild von Ledum behandelt dieses Heilmittel Stichwunden oder Insektenstiche, die von schießenden und stechenden Schmerzen begleitet sind. Dabei sind auch wäßrige Schwellungen zu beobachten. Die betroffenen Körperteile fühlen sich bei Berührung kalt an, obwohl der Patient sie möglicherweise gar nicht als kalt, sondern sogar eher als heiß empfindet. Baden in kaltem Wasser, am besten in Eiswasser, bringt Erleichterung. Bei kalter Luft und bei Freilegen der Wunde tritt eine Besserung ein. Bei Wärme und Berührung kommt es zu einer Verschlimmerung.

Apis

Apis ist besonders bei Bienenstichen angezeigt. Wenn in Ihrer Familie eigene Bienen gehalten werden, sollte Apis C6 vor jeder Betätigung am Bienenkorb eingenommen werden. Dann spürt man etwaige Stiche kaum. Gemäß dem Arzneimittelbild ist Apis angebracht bei stark brennenden und stechenden Schmerzen und wenn ein sehr schnelles Anschwellen der betroffenen Stelle zu beobachten ist. Hitze und heiße Anwendungen führen zu einer Verschlimmerung. Bei kühler Luft und kalten Anwendungen kommt es zu einer Besserung. Sollte es Probleme beim Wasserlassen geben – zu häufiges Wasserlassen oder Harnstau –, was geschehen kann, wenn man mehrere Stiche bekommen hat, sollte, falls nötig, zusätzlich potenziertes (siehe Seite 53) Apis C6 verabreicht werden, und man sollte sich darauf einstellen, auf Apis C30 überzugehen. Apis ist auch sehr wirksam bei den brennenden Schmerzen, die durch die Berührung von Quallen verursacht werden. Nehmen Sie diese Arznei also mit, wenn Sie mit Ihren Kindern ans Meer fahren.

Hypericum
Dieses Heilmittel ist besonders wirksam, wenn die Schmerzen entlang einem Nerv des von einem Biß oder einem Stich betroffenen Körperteils emporschießen. Bei Kälte kommt es zu einer Verschlimmerung. Außerdem ist die Wunde äußerst berührungsempfindlich.

Belladonna
Dieses Heilmittel wird sehr selten gebraucht, und zwar dann, wenn die einzelnen Symptome denen von Apis und Ledum entgegengesetzt sind. Das heißt, wenn die Wunde heiß ist (bei Ledum ist sie kalt) und es durch Kälte nicht zu einer Besserung kommt. Wenn der Bereich rund um die Wunde geschwollen, rot, klopfend und heiß, aber nicht eitrig ist, sollte Belladonna C6 drei- bis sechsmal täglich eingenommen werden, bis eine Besserung eintritt. Wahrscheinlich werden nur sehr wenige Einnahmen erforderlich sein.

Vipera
Benutzen Sie dieses Heilmittel als Spezialmittel zur Behandlung von Bissen der Europäischen Viper (Kreuzotter). Falls Sie dieses Mittel nicht bei sich haben, wählen Sie das den vorliegenden Symptomen ähnlichste Heilmittel. Vipera benutzt man am besten in einer C30-Potenz. Bei Schlangenbissen muß man schnellstmöglich für ärztliche Hilfe sorgen.

Acidum carbolicum
Dieses Heilmittel ist nach sehr schwerwiegenden Wespen- oder Bienenstichen, wenn der Patient in einen Schwarm geraten ist oder wenn man an einer sehr empfindlichen Stelle wie zum Beispiel im oder am Mund, an den Lippen, Augen, Ohren oder an der Nase gestochen worden ist, von ganz besonders großem Nutzen. Wenn sehr kleine Kinder Angst vor Wespen oder Bienen

haben, neigen sie dazu, nach ihnen zu schlagen, was die Insekten erst wütend macht. Dann schreien die Kinder mit weit geöffnetem Mund und machen sich folglich verwundbar, da sie einen sehr empfindlichen Bereich ungeschützt lassen. Acidum carbolicum ist auch hilfreich bei Natter- bzw. Schlangenbissen. Bei diesem Arzneibild scheint der Patient äußerst lethargisch oder erschöpft zu sein und verliert unter Umständen sogar das Bewußtsein. Es ist nur ein schwacher Puls vorhanden, und die Atmung ist röchelnd und schwer. Das Gesicht sieht entweder sehr blaß oder düster aus, und der Patient leidet unter großem Durst. In einer solchen Situation kann man sehr schnell abbauen, und es ist absolut wichtig, Acidum carbolicum C30 so schnell wie möglich zu verabreichen und die Gabe, falls nötig, zu wiederholen. Der Genesungsprozeß wird dann ebenso rasch verlaufen. Sorgen Sie bei dieser Art von Verletzungen umgehend für ärztliche Hilfe.

Hundebisse – das Säubern der Wunde und äußerliche Anwendung

Die Wunde kann mit Wasser gesäubert werden, in das zuvor einige Tropfen Calendula-Urtinktur gegeben wurden. Hypericum-Urtinktur kann dann direkt auf die Bißstellen aufgetragen werden. Wenn die Bißwunde jedoch größeren Ausmaßes ist und das Anlegen eines Verbands erforderlich wird, kann eine Hypericum-Lotion aus einem Teil Hypericum-Urtinktur auf zehn Teile Wasser angefertigt werden, in welcher der Verband dann getränkt wird. Kombiniert mit der entsprechenden innerlich zu verabreichenden Arznei, heilt die Wunde in der Regel auf diese Weise schnell und ohne Zeichen einer Infektion zu. Bei schwereren Bißverletzungen bzw. im Zweifelsfall sollten Sie sich um ärztliche Hilfe bemühen.

Andere äußerliche Anwendungen und Vorbeugemaßnahmen

Man kann Wein- oder Apfelessig entweder pur oder verdünnt auf geringfügige Bißverletzungen und Insektenstiche tupfen. Als Alternative können folgende Urtinkturen verwendet werden: Urtica urens oder Ledum bei Wespen- und Bienenstichen, Calendula oder Hypericum (oder Calendula mit Hypericum gemischt) bei Mückenstichen und Hypericum bei Schlangenbissen. Pyrethrum C6 ist als Vorbeugemittel gegen Insektenbisse und -stiche sehr wirksam, und es bietet sich ebenfalls an, Pyrethrum-Urtinktur auf Bißverletzungen und Insektenstiche zu tupfen. Dadurch wird jegliches Jucken oder Stechen sofort beseitigt, was eine immense Erleichterung bedeutet.

Dosierung

Anfangs kann es notwendig sein, das Heilmittel im Anschluß an den Biß oder den Insektenstich recht häufig zu verabreichen – vielleicht drei- bis viermal in den ersten beiden Stunden. Danach reicht eine geringere Einnahmefrequenz aus. Das Mittel sollte nur weiter verabreicht werden, wenn die Symptome wiederkehren. Sie werden wahrscheinlich sehr erstaunt darüber sein, wie schnell sich der Genesungsprozeß vollzieht. Vergessen Sie nicht, Arnica C30 zu geben, wenn auch ein Schock zu behandeln ist, oder Aconitum C30 bei Angst und Schrecken.

Bei schweren Vergiftungen, zum Beispiel nach einem Schlangenbiß, sollte die betroffene Stelle als Erste-Hilfe-Maßnahme zwischen dem Biß und dem Herzen abgebunden werden, damit das Gift nicht über den Kreislauf in den gesamten Körper transportiert werden kann. Diese Binde sollte so fest wie möglich angelegt werden (jedoch nicht direkt auf der Haut), und es sollte noch etwas Puls darunter fühlbar sein. Alle 15 bis 20 Minuten sollte der Druck für etwa eine Minute etwas gelöst werden. Gift kann aus der Wunde gesaugt werden, sofern man keine rissigen oder wunden Stellen an der Lippe oder im Mund hat. Es gibt viele andere Mittel gegen Schlangenbisse, die im Rahmen dieses Buches jedoch nicht alle aufgezählt werden können. Wenn Sie mit Ihrer Familie allerdings in Gegenden unterwegs sind, wo die Wahrscheinlichkeit hoch ist, daß Sie auf Schlangen stoßen, wenden Sie sich vorher an einen Homöopathen, um sich mit den richtigen Heilmitteln ausrüsten zu können. Wenn das Schlangengift bekannt ist, können Sie es in einer C30-Potenz geben. Bei brennenden Schmerzen aufgrund einer Berührung mit Quallen können Sie Medusa C30 oder Apis verabreichen.

19. Verbrennungen und Verbrühungen

Wenn Sie versuchen, allopathische Therapien oder Verbandstechniken mit homöopathischen Behandlungsmethoden bei Verbrennungen oder Verbrühungen zu kombinieren, wirkt die homöopathische Behandlung entweder überhaupt nicht oder zumindest nur sehr langsam, und eine Narbenbildung ist nicht auszuschließen. Es handelt sich hier um ein Beispiel, wo es besonders wichtig ist, sich nur an eine der beiden Behandlungsformen zu halten. Sie werden entdecken, daß die Homöopathie weitaus schneller wirkt. Wenn man die entsprechende homöopathische Behandlung bei Verbrennungen anwendet, sind Hauttransplantationen so gut wie überflüssig, es kommt nur zu einer minimalen Narbenbildung (meistens gibt es überhaupt keine Narben), die Verletzung heilt äußerst schnell, und der Patient leidet sehr viel weniger unter Schmerzen. Durch die Verwendung von Homöopathie bei derartigen Verletzungen sparen Sie eine Menge Zeit, und dem Kind ersparen Sie sehr viel Quälerei.

Sie ersparen dem Kind auch sehr viel Unannehmlichkeiten oder Hänseleien von seiten anderer Kinder und in manchen Fällen auch großes Leid im späteren Leben, denn nicht nur die Narben können vermieden werden, sondern auch die Transplantationen.
Es ist wichtig, sich dessen bewußt zu sein, daß die meisten Unfälle, die sich im Haushalt ereignen, in der Küche passieren. Und dort ist einer der häufigsten Unfälle, daß sich ein Kind mit kochendem Wasser, normalerweise am Arm oder an der Hand, verbrüht. Dies geschieht häufig dann, wenn Kinder gerade alt genug sind, im Haushalt ein wenig zu helfen und Dinge auch selbständig zu erledigen, wobei sie jedoch noch zu klein sind, um sich der Gefahren gänzlich bewußt zu sein.

Verbrennungen ersten Grades

Urtica urens
Verbrennungen ersten Grades sind oberflächliche Verletzungen, das heißt, nur die äußere Hautschicht ist beschädigt, wobei keine Blasenbildung zu beobachten ist. Hier ist Urtica urens sowohl innerlich als auch äußerlich anzuwenden. Geben Sie Urtica urens C30, und der Schmerz wird innerhalb von ungefähr sieben Minuten gelindert. Verabreichen Sie jedesmal eine weitere Dosis der Arznei, wenn der Schmerz wiederkehrt. Bereiten Sie eine Lotion aus einem halben Teelöffel Urtica-urens-Urtinktur auf einen viertel Liter Wasser zu, und tränken Sie einen Mullverband darin, um einen Verband herzustellen, der den gesamten Bereich der Verbrennung abdeckt. Sobald der Verband zu trocknen beginnt, tränken Sie ihn wieder in der Lotion. An dem Verband sollte jedoch nicht mehr gerührt werden, nachdem er angelegt worden ist. Später können Sie Urtica-, Hypericum- oder Calendula-Salbe verwenden, um den Heilungsprozeß zum Abschluß

zu bringen. Urtica urens eignet sich auch sehr gut zur Behandlung von Sonnenbrand, sofern der jeweilige Fall dem Arzneimittelbild von Urtica urens entspricht. Normalerweise ist die für diesen Fall anzuwendende Potenz Urtica urens C6.

Vitamin E
Anstelle von Urtica urens kann man auch Vitamin-E-Kapseln verwenden, was allerdings nur bei sehr kleinflächigen Verbrennungen praktisch ist. Schneiden Sie die Kapsel einfach auf, und drücken Sie den Inhalt über der verbrannten Stelle aus. Halten Sie den gesamten Bereich mit Vitamin-E-Öl feucht, wobei sichergestellt werden muß, daß die Stelle nicht austrocknet. Obwohl diese Methode nur bei sehr kleinen Bereichen angebracht ist, ist sie sehr wirksam. Sowohl bei der Verwendung von Urtica urens als auch bei der Anwendung von Vitamin E kann man davon ausgehen, daß es innerhalb einer bemerkenswert kurzen Zeit zu einer Heilung ohne Narbenbildung kommt.

Verbrennungen zweiten und dritten Grades

Bei Verbrennungen zweiten und dritten Grades sollten Sie schnellstmöglich professionelle Hilfe in Anspruch nehmen. Als Erste-Hilfe-Maßnahmen eignen sich die folgenden Mittel.

Causticum
Bei Verbrennungen an den Gliedmaßen, bei denen die Haut Brandblasen wirft (ohne daß jedoch das Gewebe an sich verkohlt ist), es zu Schmerzen und Unruhe kommt, die Haut jedoch noch rosa und nicht weiß oder zäh ist, wird die Verabreichung von Causticum C30 empfohlen. Die Schmerzen sollten dann innerhalb von sieben bis zehn Minuten beseitigt sein, und die Arznei sollte erneut gegeben werden, wenn die Schmerzen wiederkeh-

ren. Bereiten Sie eine Hypericum-Lotion aus einem Teelöffel Hypericum-Urtinktur auf einen halben Liter Wasser zu, tränken Sie einen Mullverband darin, und bedecken Sie den gesamten betroffenen Bereich. Halten Sie den Verband feucht, aber rühren Sie nicht mehr daran, nachdem er angelegt worden ist. Wenn es nicht innerhalb von zehn Minuten zu einer Besserung der Schmerzen kommt, überlegen Sie, ob Sie Cantharis geben sollen, sofern die Symptome diesem Arzneimittelbild eher entsprechen.

Cantharis
Dieses Heilmittel ist angezeigt a) bei Verbrennungen zweiten oder dritten Grades im Gesicht, auf der Brust oder am Bauch, b) wenn die Verbrennungen größeren Ausmaßes sind, c) wenn es zu einer starken Blasenbildung kommt und die Haut weiß, zäh oder verkohlt ist und d) wenn es zu einem extremen Schock gekommen ist. Liegt auch nur einer dieser Punkte vor, so sollte Cantharis C30 gewählt werden. Die Schmerzen werden in weniger als zehn Minuten beseitigt sein, und die Arznei sollte erneut gegeben werden, wenn die Schmerzen wiederkehren. Ein Hypericum-Verband sollte wie oben beschrieben angelegt und mit Hypericum-Lotion feucht gehalten werden, wobei der Verband nicht mehr berührt werden sollte, nachdem er angelegt worden ist. Cantharis hilft auch bei der schmerzhaften Harnentleerung, die auf schwere Verbrennungen dieser Art folgen kann. Meiner Erfahrung nach ist dieses Heilmittel öfter angezeigt als Causticum (siehe oben). Sie werden sicher sehr erstaunt darüber sein, wie schnell sich eine Heilung einstellt und wie rasch die Schmerzen gelindert werden.

Zusätzliche Anmerkungen

Denken Sie daran, auch eine Dosis Arnica zu verabreichen, wenn zugleich ein Schock zu behandeln ist, oder Aconitum, wenn die Verbrennung einen großen Schrecken ausgelöst hat. Geben Sie immer zuerst das Heilmittel gegen die Verbrennung (Urtica urens, Causticum oder Cantharis), so daß die Schmerzen gelindert werden (es sei denn, Schock oder Schreck sind besonders ernst), und entscheiden Sie dann, ob das Mittel im Wechsel mit Arnica oder Aconitum je nach Bedarf von Zeit zu Zeit verabreicht werden soll. Bei schweren Verbrennungen könnte es ratsam sein, Arnica oder Aconitum eventuell in einer C200-Potenz zu geben. Meiner Meinung nach brauchen besonders Kinder bei der Behandlung von Verbrennungen fast immer zu irgendeinem Zeitpunkt Aconitum.

Später, wenn der Heilungsprozeß eingesetzt hat, können Sie entweder Calendula-Salbe auf die Ränder der verbrannten Stellen auftragen und Hypericum-Salbe auf die restliche Verbrennung, oder Sie können die beiden Mittel miteinander abwechseln, wobei immer dann gewechselt wird, wenn sich die Heilung zu verlangsamen scheint. Calendula und Hypericum wirken sehr viel besser, wenn sie abwechselnd eingesetzt werden, als wenn sie als Mischung gleichzeitig verabreicht werden.

Gelegentlich kann es nach Verbrennungen dritten Grades zu Komplikationen kommen. In diesem Fall sollte man andere Heilmittel als die hier angegebenen einsetzen. Es gibt jedoch überhaupt keinen Grund, warum Sie nicht trotzdem erst einmal mit der oben beschriebenen Behandlung beginnen sollten, da so die Schmerzen zum Stillstand gebracht werden und der Heilungsprozeß in Gang gebracht wird. In schwereren Fällen sollten Sie, wie anfangs gesagt, im Anschluß an die Selbstbehandlung so bald wie möglich Ihren Homöopathen bzw. Arzt aufsuchen.

20. Gebrochene und angebrochene Knochen

Beginnen Sie die Behandlung mit einer sofortigen Gabe von Arnica, um einem Schock vorzubeugen und um die Entstehung von Schwellungen und Blutergüssen soweit wie möglich einzuschränken. Bereits vorhandene Schwellungen und Hautverfärbungen verringern sich dann sehr schnell, so daß die Knochen geradegerückt werden können. Wenn Nerven beschädigt worden sind, sollten Sie Hypericum C6 verabreichen und weitere Einnahmen verordnen, sobald der Schmerz wiederkehrt. Daraufhin sollten Sie zwei Wochen lang dreimal täglich Symphytum C6 geben. Sie werden feststellen, daß der Heilungsprozeß nur halb so lang dauert, wie es sonst der Fall gewesen wäre. Wenn nach der Abnahme des Gipses noch Blutergüsse zu sehen sind, verabreichen Sie ein bis zwei Tage lang dreimal täglich Ledum C6, bis auch diese Symptome zurückgehen.
Wenn die Knochen nur angebrochen sind und ein Gipsverband nicht nötig ist, verabreichen Sie in den ersten drei bis vier Tagen dreimal täglich Symphytum C6 (nach anfänglichen Gaben von Arnica und/oder Hypericum) und wiederholen Sie die Dosis, wenn die Schmerzen wiederkehren. Symphytum beschleunigt nicht nur den Heilungsprozeß, sondern fungiert auch als ein hervorragendes Schmerzmittel.

21. Chirurgische Eingriffe

Jeder Eingriff bedeutet einen Schock für den gesamten Organismus, auch wenn er noch so geringfügig ist. Schock ist eine der Hauptursachen, wenn etwas während oder nach einer Operation schiefgeht. Sollte nach einem Unfall eine Operation erforderlich sein, ist es sogar noch wichtiger, einen Schock soweit wie möglich auszuschließen. Vorausgesetzt, Sie sind selbst ruhig und nicht überängstlich, ist es das beste, wenn Sie so lange wie möglich vor der Operation bei dem Kind bleiben und hinterher so viel Zeit wie möglich an seiner Seite verbringen, selbst wenn es nicht dessen gewahr zu sein scheint, daß Sie bei ihm sind.

Arnica

Benutzen Sie diese Arznei als Vorbeugemittel gegen Schocks aller Art, die bei einer Operation auftreten können, und als unterstützendes Mittel zur Linderung der nachfolgenden Prellungen und Schmerzen. Arnica hat außerdem eine blutstillende Wirkung, was dem Chirurgen seine Arbeit sehr viel leichter macht. Wenn Sie Ihrem Kind einige Tropfen Arnica C30 so kurz wie möglich vor der Operation geben (am besten ist es, wenn Sie in solchen Situationen Arnica C30 in einer flüssigen Form parat haben) und das Mittel in den nächsten ein bis drei Tagen drei- bis viermal täglich verabreichen, werden Sie feststellen, daß die Rekonvaleszenz sehr viel schneller verläuft als erwartet und daß es zu sehr viel weniger Schmerzen und Prellungserscheinungen kommt. Denken Sie daran, sofort mit der Arzneimittelgabe aufzuhören, wenn eine Besserung eintritt, und erst dann weitere Einnahmen zu verordnen, wenn die Symptome wiederkehren. Denken Sie auch daran, dieses Mittel bei zahnchirurgischen Eingriffen zu verwenden.

Aconitum

Manchmal kommt es ein oder zwei Tage vor einer Operation zu großer Unruhe, Angst oder Nervosität. Sollte dies der Fall sein, ist eine Dosis Aconitum C30 ganz besonders hilfreich. Dieses Heilmittel ist bei Kindern von großem Nutzen, auf welche die fremde Umgebung des Krankenhauses einen beängstigenden Eindruck macht, insbesondere wenn keiner der beiden Eltern bei ihnen bleiben kann. Manche Kinder können sehr in Panik geraten, wenn ihre Eltern sie im Krankenhaus zurücklassen müssen.

Gelsemium

Gelegentlich kann man feststellen, daß ein Kind vor lauter Angst regelrecht Schüttelfrost bekommt, wenn es an die bevorstehende Operation denkt. Einige Einnahmen Gelsemium C30 haben in einem solchen Fall eine sehr beruhigende Wirkung.

Phosphorus

Dies ist das wichtigste Heilmittel, das bei Patienten in Betracht gezogen werden sollte, die durch eine Narkose sehr in Mitleidenschaft gezogen worden sind. Es ist besonders dann angezeigt, wenn jemand sehr langsam aus der Narkose erwacht und wenn das postoperative Erbrechen länger dauert als üblich. Typischerweise verlangen diese Menschen nach kalten Getränken, die sie dann kurz nach dem Trinken wieder erbrechen. Sie können nichts im Magen behalten und haben eventuell brennende Magenschmerzen.

Notfalltropfen (Rescue Remedy)

Einige Kinder sind sehr verzweifelt und schreien nach einer Operation in noch bewußtlosem Zustand. Wenn Sie dann bei Ihrem Kind sein können, geben Sie ihm etwa alle zehn Minuten einige Notfalltropfen auf die Zunge oder die Lippen. Geben Sie nur dann weitere Tropfen, wenn die Symptome wiederkehren. Wenn Sie die ganze Situation als sehr anstrengend erleben, sollten Sie die Notfalltropfen auch selbst nehmen, damit Sie weniger bekümmert sind. Die Notfalltropfen sind ein Heilmittel aus der Bachblütentherapie und werden am besten in einer Flüssigkeit verabreicht. Notfalltropfen werden nicht wie homöopathische Mittel in verschiedenen Potenzen hergestellt.

Bellis perennis

Dies ist ein hervorragendes Heilmittel zur begleitenden Behandlung bei größeren Bauchoperationen. Nachdem Sie ein bis zwei

Tage nach der Operation Arnica C30 gegeben haben, verabreichen Sie einige Tage lang dreimal täglich Bellis perennis C6. Denken Sie daran, sofort aufzuhören, wenn sich eine Besserung zeigt. Bellis perennis ist besonders bei Wunden und Operationen angezeigt, die *ausschließlich* den Bauchbereich betreffen. Es beugt Prellungserscheinungen und Infektionen vor, wobei es den Heilungsprozeß dramatisch beschleunigt. Sie werden feststellen, daß der Chirurg über die Geschwindigkeit der Genesung erstaunt sein wird.

Staphisagria
Dieses Heilmittel ist bei sehr tiefen Einschnitten, wie sie zum Beispiel bei Operationen vorgenommen werden, angezeigt. Wenn noch Schmerzen an der Schnittwunde verspürt werden, auch nachdem alle Blutergüsse verschwunden sind (und Arnica oder Bellis perennis bzw. andere Heilmittel nicht mehr nötig sind), ist dies der richtige Zeitpunkt, ein bis zwei Tage lang zweimal täglich Staphisagria C30 zu geben, solange noch Schmerzen an der Schnittstelle vorhanden sind. Wiederholen Sie die Arzneimittelgabe nur, wenn die Schmerzen wiederkehren. Staphisagria kann nach demselben Schema eingenommen werden, wenn man an einer Operationsstelle unter Schmerzen leidet, die von einer eventuell schon vor Jahren vorgenommenen Operation herrühren.

22. Geburt: einige Erste-Hilfe-Maßnahmen

Es gibt einige Erste-Hilfe-Maßnahmen, die Sie anwenden können, um die Geburtsarbeit sowohl für sich selbst als auch für das Baby leichter und weniger traumatisch zu gestalten. Wenn Sie die individuelle Unterstützung eines Homöopathen wünschen, werden Sie feststellen, daß die meisten Homöopathen gerne bereit sind, bei einer Geburt zu assistieren. Sie sind in der Lage, aus der großen Zahl von Heilmitteln die Arzneien auszuwählen, die während der Geburtsarbeit gebraucht werden könnten, damit die Geburt so komplikationslos und schmerzlos wie möglich vonstatten geht. Diese Heilmittel können bei vielen möglicherweise auftretenden Komplikationen unabhängig von deren Schweregrad helfen. In der Schwangerschaft angewendet, kann die Homöopathie auch bei anderen individuellen Problemen wie etwa morgendlicher Übelkeit helfen. Am besten, Sie fragen Ihren Homöopathen nach den für Sie angezeigten Heilmitteln. Wenn Sie das Pech haben sollten, unter Wochenbettdepressionen zu leiden, werden Sie feststellen, daß die Homöopathie über ausgezeichnete Mittel verfügt, um in dieser Situation Erleichterung zu verschaffen.

Arnica
Arnica C30 sollte alle zwei bis vier Stunden während der Wehen eingenommen werden, um Prellungserscheinungen und Schockzustände sowohl bei der Mutter als auch beim Kind zu vermeiden. Schock ist die Hauptursache dafür, wenn etwas während der Geburtsarbeit schiefgeht. Arnica ist von besonderem Nutzen bei Zangengeburten, da es die dabei manchmal verursachten schweren Prellungen am Kopf des Kindes sowie den Schock verhindern kann, der bei längeren und traumatischen Geburten, wie es Zangengeburten immer sind, auftreten kann.

Muskatellersalbei
Dies ist ein Aromatherapieöl. Fertigen Sie sich vor Beginn der Geburt ein Muskatellersalbeiöl in einer 30- bis 50-ml-Flasche an. Das Mischverhältnis beträgt drei Tropfen Muskatellersalbei auf 5 ml Trägeröl. Als Trägeröl ist jedes pflanzliche Öl (wie Oliven- oder Sonnenblumenöl) geeignet, obwohl manche Frauen Mandelöl oder andere Trägeröle, die in Apotheken und Reformhäu-

sern erhältlich sind, bevorzugen. Vergewissern Sie sich, daß das von Ihnen gekaufte Muskatellersalbeiöl nicht bereits verdünnt ist. Die angefertigte Ölmischung können Sie dann benutzen, indem Sie sie während der Wehen sowohl auf den Bauch als auch auf den Rücken so häufig auftragen, wie Sie es brauchen. Sie werden sehen, daß die Bauchschmerzen und auch die schlimmsten Rückenschmerzen auf diese Weise erheblich reduziert werden können. Es ist *nicht* empfehlenswert, dieses Öl bei Rückenschmerzen während der Schwangerschaft zu verwenden, aber zur Unterstützung während der Geburtsarbeit ist es bestens geeignet. Bewahren Sie das Öl jedoch getrennt von Ihren homöopathischen Heilmitteln auf, da letztere in ihrer Wirksamkeit verdorben werden könnten.

Caulophyllum
Dieses Heilmittel ist sehr häufig angezeigt, wenn eine Frau aus Nervosität stark zittert bei *gleichzeitig* unregelmäßig auftretenden Wehen, die oft in alle Richtungen zu wandern scheinen, jedoch nie in die richtige Richtung. Dieses Symptombild kann erstens bei Senkwehen auftreten, zweitens dann, wenn die Wehen aufgrund von Erschöpfung aufhören, und drittens bei schwachen, unregelmäßigen oder sehr starken Wehen. In allen diesen Fällen kommt es nur äußerst langsam zu einer Öffnung des Muttermundes, wobei die Geburt trotz bereits lang anhaltender Wehen nicht voranzuschreiten scheint. Dies kann manchmal auch von sehr schmerzhaften Schwellungen an den Fingergelenken begleitet sein.
Es gibt noch viele andere Heilmittel, die bei langsamem Geburtsfortschritt und langsamer Öffnung des Muttermundes angezeigt sind, aber es ist innerhalb des Rahmens dieses Buches nicht möglich, alle aufzuzählen.
Außerdem hängt die Wahl des richtigen Mittels sehr vom gerade vorherrschenden individuellen Beschwerdenbild der Frau ab.

Aus diesem Grund ist die Anwesenheit eines Homöopathen bei der Geburt vorzuziehen.

Chamomilla
Dieses Heilmittel ist besonders dann angezeigt, wenn die Wehen im Rücken beginnen und dann die Innenschenkel entlangwandern. Solche Schmerzen können von Überreizung, Nervosität und sehr häufig von Wut begleitet sein.

Notfalltropfen (Rescue Remedy)
Dieses Heilmittel aus der Bachblütentherapie wird nicht in verschiedenen Potenzen hergestellt. Geben Sie zwei bis drei Tropfen dieses Heilmittels, sooft Sie danach verlangen, direkt auf die Zunge, oder nehmen Sie es, wenn möglich, verdünnt mit einem Teelöffel Wasser ein. Es hilft sehr bei Schock, Angst, Panik, Erschöpfung und bei den Geburtsschmerzen im allgemeinen. Es ist möglich, dieses Heilmittel mit Arnica im Wechsel einzunehmen. Wie Arnica ist es besonders zu empfehlen, wenn man einen Schock bei dem Neugeborenen verhindern möchte. Beachten Sie, daß die Häufigkeit der Einnahme und nicht die Menge entscheidend ist, und denken Sie daran, daß Ihr Partner ebenfalls Notfalltropfen benötigen könnte!

Calendula
Eine Calendula-Lotion ist ein hervorragendes Mittel zur Behandlung eines Dammschnitts oder eines Einrisses. Bereiten Sie die Lotion, die aus einem Teil Calendula auf zwanzig Teile Wasser bestehen sollte, möglichst schon vor der Geburt zu. Sie können dann einen Verband in der Lotion tränken und ihn auf die Wunde halten, wobei der Verband feucht gehalten werden muß. Sie werden feststellen, daß die Wunde ohne Vereiterungen und ungefähr in der Hälfte der Zeit, die normalerweise benötigt wird, heilt.

Kaiserschnitt

Wenn bei Ihnen ein Kaiserschnitt, geplant oder als Notfall während der Geburt, vorgenommen werden muß, wird empfohlen, die Heilmittel, die im Abschnitt über chirurgische Eingriffe angegeben wurden, zu benutzen. Beginnen Sie mit Arnica, und wechseln Sie dann zu Bellis perennis. Später könnten Sie möglicherweise Staphisagria benötigen. Sie werden feststellen, daß Ihre Heilung sehr viel schneller verläuft und daß Sie sich sehr viel schneller wieder besser fühlen werden als andere Frauen in ähnlicher Lage, die keine homöopathischen Mittel benutzen.

III Häufige akute Beschwerden in der Kindheit

Dieses Kapitel beschäftigt sich mit den in der Kindheit am häufigsten auftretenden akuten Krankheiten. Dabei ist es von großer Wichtigkeit, zu wissen, daß akute Beschwerden nicht aus heiterem Himmel über uns hereinbrechen, sondern immer Teil einer viel tiefer liegenden chronischen Störung sind. Die in uns allen strömende Heilungsenergie ist ständig mit der Regeneration und Instandhaltung des Körpers beschäftigt, was darin zum Ausdruck kommt, daß den wichtigsten und innersten Körperteilen der größte Schutz zuteil wird, während die Krankheiten soweit wie möglich auf weiter außen liegende, unbedeutendere Bereiche abgeschoben werden. Wenn die Heilungsenergie in diesen Bemühungen erfolgreich ist, tritt eine akute Erkrankung zutage. Eine derartige Reaktion unseres Körpers ist sehr zu begrüßen, denn für unsere Gesundheit ist es von entscheidender Wichtigkeit, daß die Symptome nicht unterdrückt und wieder nach innen getrieben werden (eine häufige Folge konventioneller Therapien), sondern mit Hilfe eines homöopathischen Arzneimittels kuriert werden, das den natürlichen Heilkräften des Körpers entspricht und diese in ihrer Wirkung unterstützt. Wenn Sie in der Lage sind, homöopathische Mittel bei der Behandlung solcher akuten Erkrankungen einzusetzen, werden Sie und Ihre Kinder gestärkt und um eine bessere Gesundheit bereichert aus einer Krankheit hervorgehen; die Krankheiten selbst werden nur noch von sehr kurzer Dauer sein, und die damit verbundenen Leiden werden sich erheblich verringern.

Grundsätzliches zu Dosierung und Potenzwahl

Sofern keine gesonderten Angaben zur Potenzwahl in bestimmten Situationen gemacht worden sind, folgen Sie während des ganzen Kapitels den Empfehlungen, die Sie im Abschnitt 10 über die Dosierung, Potenzwahl und Einnahmehäufigkeit finden können.

23. Fieber

Die Heilmittel, die zur Behandlung fieberhafter Erkrankungen in Erwägung zu ziehen sind, werden einerseits in solche unterteilt, die bei einem plötzlichen Einsetzen angezeigt sind – das heißt, wenn die Symptome innerhalb von wenigen Stunden auftreten –, und andererseits in solche, die bei einem langsamen Krankheitsausbruch angezeigt sind – das heißt, wenn sich die Symptome über einen Zeitraum von mehreren Tagen entwickeln. Fieber an sich ist keine Krankheit, sondern eine Selbstheilungsmaßnahme des Körpers.
Bei Menschen jeden Alters, besonders aber bei Kindern, kann Fieber ein Vorbote oder eine Begleiterscheinung vieler verschiedener Krankheiten sein. Dazu gehören Grippe, Erkältungskrankheiten (die zu Husten und Lungenentzündung führen können), Mittelohrentzündung, Beschwerden beim Zahnen, Meningitis sowie die akuten Kinderkrankheiten. Wenn Sie Ihre Kinder homöopathisch behandeln, verkürzt sich in den genannten Fällen nicht nur die Dauer der Krankheit erheblich, sondern es werden auch die damit einhergehenden Schwäche- und Erschöpfungszustände sowie andere als Folge der Krankheit mögliche Komplikationen verhindert. Eine schwere Krankheit wird entweder im Keim erstickt oder verläuft, falls sie doch zum Ausbruch kommt, vergleichsweise harmlos. In der homöopathischen Medizin gibt

es zahlreiche Arzneien zur Behandlung von Fieber. Im folgenden sollen lediglich die bedeutendsten Heilmittel zur Behandlung jener fieberhaften Erkrankungen aufgezählt werden, die in unseren Breitengraden am häufigsten auftreten. In Ländern mit sehr unterschiedlichem Klima benötigt man zur Behandlung von Fieber natürlich eine andere Auswahl an Hauptmitteln.

Dosierung und Potenzwahl

Wenn eine sehr hohe Temperatur zu behandeln ist, wird das Heilmittel normalerweise recht schnell verbraucht, denn man muß die Arznei unter Umständen sehr häufig geben, *jedoch immer nur dann, wenn die Symptome wiederkehren.* Es ist auch zu berücksichtigen, daß Kinder sehr viel schneller hohes Fieber bekommen als Erwachsene. Damit die homöopathische Behandlung nicht gestört wird, sollten auf keinen Fall fiebersenkende Mittel verabreicht werden (zum Beispiel Paracetamol, wenn es sich um ein älteres Kind handelt), da diese Medikamente das Beschwerdenbild verändern und durcheinanderbringen, so daß man möglicherweise nicht das richtige Heilmittel auswählt und folglich den Heilungsprozeß verzögert. In diesem Abschnitt ist in der Rubrik »Ursachen« jeweils aufgelistet, was die Anfälligkeit des zu behandelnden Kindes gegenüber der akuten Erkrankung und der Entwicklung einer Fiebersymptomatik erhöht haben könnte. Man sollte nur dann eine C30-Potenz gleich zu Anfang geben, wenn die Geistes- und Gemütssymptome besonders auffällig sind. Im allgemeinen ist eine C6-Potenz für die Gesamtdauer der Behandlung völlig ausreichend. Zeichen einer Besserung (siehe Abschnitt 10) werden normalerweise innerhalb von zehn bis zwanzig Minuten (oft innerhalb einer Minute oder sogar noch schneller) sichtbar. Wenn sich keine Besserung einstellt und Sie dennoch *sicher* sind, das richtige Heilmittel gewählt zu haben, wiederholen Sie die Dosis etwa alle zwanzig Minuten, bis eine Besserung eintritt. Anderenfalls sollten Sie in Erwägung ziehen, die Potenz zu steigern. Dann werden Sie feststellen, daß Sie nicht lange auf eine Besserung warten müssen.

Plötzlich einsetzendes Fieber

Belladonna
Ursachen: naßkaltes Wetter (oder sehr starke Sonnenbestrahlung, siehe Sonnenstich, Abschnitt 31); wenn der Kopf Kälte ausgesetzt war, zum Beispiel mit frisch gewaschenen Haaren oder nach dem Haareschneiden, besonders wenn die Haare noch feucht waren.
Fieber: Das Fieber setzt plötzlich ein. Der Betroffene fühlt sich sehr heiß an. Die Haut ist im allgemeinen gerötet und trocken, wobei sie unter den Haaren, unter der Kleidung oder unter der Bettdecke – also überall, wo die Haut bedeckt ist – wahrscheinlich aber feucht, heiß und naßgeschwitzt ist. Die Pupillen sind erweitert. Die Augen sind blutunterlaufen und neigen zur Tränenbildung. Das kranke Kind möchte, daß das Licht ausgeschaltet wird und die Vorhänge zugezogen werden, da die Augen sehr lichtempfindlich sind. Außerdem möchte es, daß Türen und Fenster geschlossen werden, und es will ganz von der Bettdecke bedeckt werden, da es ihm bei Zugluft schlechtergeht. Es ist wütend, gereizt und verärgert, aber nicht ängstlich. Bestenfalls ist das Kind mürrisch, schwierig und anspruchsvoll. Es ist auch gegenüber Lärm äußerst empfindlich. Die Symptome betreffen häufig eher die rechte Seite. Am schlimmsten geht es ihm gegen drei Uhr nachmittags oder nachts. Die Symptome brechen meist auch zum erstenmal um diese Uhrzeit aus. Das Kind hat großen Durst, besonders auf Zitronenlimonade. Wenn möglich liegt es lieber halb sitzend auf Kissen gestützt, besonders wenn das

Fieber von Kopfschmerzen begleitet ist. Die Schmerzen sind klopfend oder pulsierend, krampfartig (spasmodisch). Das Kind wirkt sehr unruhig. Bei sehr hohem Temperaturanstieg kann sogar ein Delirium eintreten, wobei das kranke Kind glaubt, Ungeheuer oder ähnliches zu sehen. Es kann dann zu heftigen Reaktionen kommen. Zum Beispiel wirft sich das Kind im Bett hin und her.

Dosierung: Sofern sich Ihr Kind nicht im Delirium befindet oder sich äußerst wütend und unruhig zeigt, sollten Sie mit Belladonna C6 beginnen. Potenzieren Sie Belladonna C6 zusätzlich (siehe Seite 53), wenn Sie ab einem bestimmten Zeitpunkt den Eindruck haben, daß das Mittel an Wirkung verliert. Wechseln Sie nur dann zu einer C30-Potenz, wenn es nötig ist. In Fällen äußerster Unruhe oder Wut sollte mit Belladonna C30 begonnen werden, das später zusätzlich potenziert werden kann, sofern dies erforderlich sein sollte. Im Fall eines Deliriums sollte gleich mit Belladonna C200 begonnen werden. Unabhängig von der Höhe des Fiebers sollte innerhalb weniger Minuten nach der Dosen des Heilmittels eine gewisse Verbesserung eintreten. Denken Sie daran, daß nur dann weitere Einnahmen verabreicht werden sollten, wenn sich der Heilungsprozeß verlangsamt.

Aconitum

Ursachen: trocken-kaltes Wetter, besonders bei starkem Wind; große Angst oder Schreck.

Fieber: Es kommt zu einem plötzlichen Fieberausbruch. Das Kind ist besonders unruhig, es wirft seine Bettdecke ab und fühlt sich besser, wenn es gar nicht zugedeckt ist. Die Haut ist im allgemeinen sehr rot, heiß, trocken und glühend, besonders im Gesicht. Das Kind hat sehr großen Durst. Die Pupillen sind verkleinert, und die Augen schmerzen bei Licht. Etwa zwischen neun Uhr abends und Mitternacht und manchmal auch um neun Uhr morgens geht es dem Kind besser. Was die Gemütsverfas-

sung betrifft, ist das Kind äußerst unruhig und ängstlich. Oft glaubt es, so krank zu sein, daß es sterben muß. Ein Kind, das Aconitum braucht, wenn es krank ist, hat in gesundem Zustand normalerweise eher rote Wangen und macht einen kräftigen und gesunden Eindruck, im Gegensatz zu dem eher etwas blaß wirkenden, schnell ermüdenden Kind, das Ferrum phosphoricum benötigt (siehe unten). Die Rötung des Gesichts kann sich ins Gegenteil verkehren, wenn sich das Kind aufsetzt oder wenn es aufsteht. Diese Symptome dürfen nicht mit der abwechselnd roten und blassen Gesichtsfarbe, die für Ferrum phosphoricum symptomatisch ist, verwechselt werden.
Dosierung: Wenn das Kind nicht allzu unruhig und ängstlich ist, beginnen Sie mit Aconitum C6. Sie können später zusätzlich potenzieren, sollte dies erforderlich sein. Sofern Unruhe und Angst die vorwiegenden Symptome sind, beginnen Sie mit Aconitum C30. Wenn es Ihrem Kind nach der Verabreichung von Aconitum C30 bessergeht, fängt es an zu schwitzen. Dies bedeutet nicht, daß Aconitum dann nicht mehr angezeigt wäre (denn starke Trockenheit ist ja für Aconitum symptomatisch). Solange das sonstige Beschwerdenbild noch mit dem Arzneimittelbild von Aconitum übereinstimmt, kann bei Bedarf auch eine weitere Dosis gegeben werden. Aconitum ist normalerweise nur während des Anfangsstadiums einer fieberhaften Erkrankung von großem Nutzen.

Ferrum phosphoricum
Fieber: Dieses Heilmittel ist ebenfalls während des Anfangsstadiums einer fieberhaften Erkrankung zu verwenden. Wie Aconitum und Belladonna ist es dazu geeignet, eine fieberhafte Erkältung oder Grippe zu kurieren, wenn man es rechtzeitig verabreicht und wenn das Heilmittel den vom Kranken gezeigten Symptomen entspricht. Der Patient verbraucht nicht so viel Energie in seiner Krankheit wie jemand, der Belladonna oder Aconi-

tum benötigt, ist aber auch nicht so phlegmatisch und lethargisch wie jemand, der Gelsemium braucht (siehe unten, »Langsam einsetzendes Fieber«). Im Vergleich zu anderen Heilmitteln können die Symptome bei Ferrum phosphoricum ziemlich unauffällig sein, was an sich als Symptom gewertet werden soll, das als Anhaltspunkt dienlich sein kann. Das will heißen, daß abgesehen von den für Ferrum phosphoricum typischen Symptomen weder Temperament noch Tageszeit, Wetter oder Höhe der Temperatur auf ein anderes Heilmittel schließen lassen. Ein Kind, das Ferrum phosphoricum benötigt, neigt dazu, abwechselnd rot und blaß zu werden. Wenn Sie nicht sehr genau hinsehen, könnte Ihnen dieses sehr wichtige Symptom entgehen. Dem kranken Kind geht es normalerweise bei frischer Luft besser. Was die Gemütsverfassung betrifft, ist es eher unzufrieden und gleichgültig, aber nicht reizbar, wobei es mitunter erregbar sein kann. Das Kind ist am liebsten allein und will von niemandem gestört werden. Der Ausbruch des Fiebers ist plötzlich, wobei es zu örtlichem Sekretstau und Entzündungen kommt. Dieses Mittel ist besonders dann angebracht, wenn Ihr Kind normalerweise eher etwas blaß und nicht besonders widerstandsfähig ist.

Langsam einsetzendes Fieber

Gelsemium
Ursachen: feuchtwarmes, schwüles Wetter; milde, feuchte Winter und schwüle Sommer.
Fieber: Das Fieber entwickelt sich langsam über einen Zeitraum von zwei bis drei Tagen. Kopf, Augenlider und Glieder fühlen sich sehr schwer an. Das Kind ist schläfrig und lethargisch; die Augenlider scheinen vor Schwere halb zuzufallen, und die Augen schmerzen ganz besonders. Das Kind klagt über große Schwere, Müdigkeit und Schmerzen am ganzen Körper sowie über einen

Mangel an muskulärer Koordination. Mitunter ziehen Frostschauer den Rücken hinauf und hinunter, obwohl es insgesamt eher erhitzt ist und schwitzt. Es hat normalerweise kaum Durst, obwohl Mund und Lippen trocken sind. Zittern und Schütteln ist am ganzen Körper wahrnehmbar, was sich besonders deutlich zeigt, wenn das Kind etwas in der Hand hält. Außerdem hat es wenig Energie und fühlt sich schwach. Es will halb aufrecht sitzen und empfindet starkes Wasserlassen normalerweise als große Erleichterung, besonders wenn es auch unter Kopfschmerzen leidet. Es will allein sein und möchte überhaupt niemanden bei sich haben, auch nicht, wenn sich diese Person absolut still verhält. Dies ist ein recht erstaunliches Symptom bei einem kleinen Kind und kann deshalb gar nicht übersehen werden.

Dosierung: Beginnen Sie mit Gelsemium C6. Sie benötigen wahrscheinlich keine weiteren Potenzen.

Bryonia

Ursachen: kalter, trockener Wind aus östlicher Richtung; kaltes, trockenes Wetter; heißes Wetter; finanzielle Sorgen.

Fieber: Dieses Heilmittel ist bei langsam einsetzendem Fieber angezeigt, das dadurch hervorgerufen wurde, daß man sich in trockener Kälte und Wind aufgehalten hat (während Aconitum bei plötzlich einsetzendem Fieber aufgrund von trockener Kälte und Wind angezeigt ist). Der Kranke hat sehr großen Durst; Mund, Lippen und der umliegende Bereich sind trocken, häufig wund und gerötet. Die Zunge ist ebenfalls trocken, und das Kind hat einen bitteren Geschmack im Mund. Die Augen können entzündet sein, so daß sogar die Bewegungen der Augen als unangenehm empfunden werden. Im allgemeinen geht es dem Kind bei Bewegung sehr viel schlechter, weshalb es still liegen will, aber manchmal können die Beschwerden und Schmerzen es dazu veranlassen, sehr unruhig zu werden, was für eine richtige

Beurteilung seiner Lage sehr verwirrend sein kann. Als Hauptmerkmal ist zu nennen, daß es bei Bewegung zu einer Verschlimmerung und nicht zu einer Besserung kommt. Es geht dem Kind auch bei festem Druck besser, wobei leichte Berührung zu einer Verschlechterung führt. Bei Wärme geht es ihm schlechter, und bei kühler Luft besser. Das Kind kann sogar in ein Delirium geraten und dann davon sprechen, »nach Hause zu gehen«, auch wenn es schon zu Hause ist. Was die Gemütsverfassung betrifft, ist es reizbar und will auf jeden Fall, daß man es allein läßt.
Dosierung: Fangen Sie nur dann mit einer C30-Potenz an, wenn sich der Patient bereits im Delirium befindet. Ansonsten sollte man immer mit einer C6-Potenz beginnen. Eine stärkere Potenz ist dann wahrscheinlich nicht mehr nötig.

Rhus toxicodendron
Ursachen: kaltes, nasses bzw. feuchtes Wetter; wenn man nach starkem Schwitzen, zum Beispiel nach einer sportlichen Tätigkeit, abkühlt.
Fieber: Es handelt sich um ein langsam einsetzendes Fieber, das ausgelöst werden kann, wenn man naß geworden ist und dann abkühlt. Im Gegensatz zu diesem Heilmittel wird Belladonna für die Behandlung von schnell einsetzendem Fieber verwendet, das durch Kälte und Nässe verursacht worden ist. Bei dem hier vorliegenden Beschwerdenbild leidet man unter sehr stark schmerzenden Gliedern, Muskelkater und Prellungsschmerzen. Schmerzen, die mit Rhus toxicodendron behandelt werden können, betreffen meistens die Muskeln, wobei die für Eupatorium perfoliatum (siehe unten) typischen Schmerzen eher die Knochen betreffen. Die Schmerzen werden bei Ruhe und anfänglicher Bewegung schlimmer, jedoch bei fortgesetzter Bewegung gelindert. Dies führt zu enormer Unruhe. Der Patient wirft sich im Bett hin und her. Er schwitzt sehr viel, ihm ist innerlich extrem heiß, auf der Oberfläche fühlt er sich jedoch eiskalt an. Bei Zugluft und

wenn er nicht zugedeckt ist, kommt es zu einer Verschlechterung. Wenn er warm eingepackt ist, kommt es dagegen zu einer Linderung, ebenso bei einem heißen Bad und durch Reiben. Wenn Sie sich die Zunge ansehen, erkennen Sie wahrscheinlich ein rotes Dreieck auf der Zungenspitze. Manchmal ist auch Urticaria zu beobachten; das ist ein juckender Nesselausschlag, häufig in Form von Quaddeln, der als Begleiterscheinung des Fiebers auftritt, jedoch zurückgeht und verschwindet, sobald das Fieber umschlägt und das Kind zu schwitzen beginnt. Was die Gemütsverfassung betrifft, ist es abgesehen von seiner Unruhe recht verzweifelt und möglicherweise wegen der Schmerzen und Beschwerden in weinerlicher Stimmung. Es hat außerdem großen Durst, besonders auf Milch.

Eupatorium perfoliatum

Fieber: Dieses Heilmittel zur Behandlung von fieberhaften Erkrankungen kann man leicht mit Rhus toxicodendron verwechseln, da auch bei diesem Arzneimittelbild starke Muskel- und Gelenkschmerzen als Symptome genannt werden, wobei die Schmerzen hier sogar noch viel stärker sind als bei Rhus toxicodendron. Das Kind hat das Gefühl, als würden seine Knochen bersten, und die Schmerzen sind ganz besonders heftig. Das Fieber setzt außerdem etwas schneller ein als im Fall von Rhus toxicodendron. Im Gegensatz zum Arzneimittelbild von Rhus toxicodendron wagt es der Betroffene bei dieser Symptomatik aufgrund seiner Schmerzen kaum, sich zu bewegen, obwohl man manchmal beobachten kann, daß ihn die Schmerzen zu größerer Unruhe treiben können (vgl. Bryonia). Als ungewöhnliches Symptom ist zu nennen, daß das Kind trotz des Fiebers nicht besonders stark schwitzt. Die Augen fühlen sich eventuell ähnlich entzündet an wie bei Bryonia und Gelsemium. Das Kind hat sehr großen Durst auf kaltes Wasser und erbricht alles, was es ißt oder trinkt. Eupatorium perfoliatum ist ein besonders nützliches Heilmittel, wenn der Patient bereits aus irgendeinem Grund erschöpft ist (zum Beispiel durch längere Krankheit oder wegen des Alters).

24. Erkältungen und Halsschmerzen

Sollte Ihr Kind zu häufigen oder zu sehr starken Erkältungen neigen, ist eine Konstitutionsbehandlung bei einem professionellen Homöopathen sehr zu empfehlen. Dadurch wird der allgemeine Gesundheitszustand verbessert, so daß die Neigung des Kindes, sich überhaupt zu erkälten, minimiert wird. Sie sollten ebenfalls einen Homöopathen aufsuchen, wenn unangenehme Symptome trotz Einsatz homöopathischer Heilmittel hartnäckig werden, denn die folgende Auswahl enthält nur die am häufigsten benutzten Heilmittel zur Behandlung von Erkältungen. Es besteht immer auch die Möglichkeit, daß Ihr Kind eine weniger übliche Arznei benötigt.

An dieser Stelle soll noch einmal betont werden, wie wichtig es ist, eine Erkältung nicht mit allopathischen Medikamenten zu unterdrücken (dadurch verursacht man in den harmlosesten Fällen Kopfschmerzen und Nasen-Nebenhöhlen-Probleme), da die Körperabsonderungen Teil der körpereigenen Bemühungen ausmachen, die Giftstoffe, die sich mit den Jahren angesammelt haben, zumindest teilweise aus dem Körper zu schwemmen. Die homöopathische Arznei schlägt dieselbe Richtung ein wie der natürliche Heilungsprozeß, wobei es diesen beschleunigt, so daß die Erkältung viel schneller kuriert wird, als es sonst der Fall wäre. Das Kind fühlt sich außerdem hinterher insgesamt gesünder als vorher.

Was fieberhafte Erkältungen betrifft, sollten Sie Abschnitt 23 über die Behandlung von Fieber und die dort aufgeführten Erläuterungen zu den Heilmitteln Belladonna, Aconitum, Ferrum

phosphoricum, Gelsemium, Bryonia und Rhus toxicodendron berücksichtigen, um ein möglichst vollständiges Bild von den verschiedenen Fieberausprägungen dieser Arzneimittelbilder zu bekommen.
Denken Sie daran, daß herkömmliche Medikamente zur Behandlung von Erkältungen und Halsschmerzen normalerweise Substanzen wie Menthol oder Eukalyptus enthalten, welche die Wirkung homöopathischer Heilmittel beeinträchtigen und deshalb während der Einnahme homöopathischer Heilmittel vermieden werden sollten.

Belladonna
Erkältung: Dieses Heilmittel ist besonders während des Anfangsstadiums einer Erkältung zu empfehlen (vgl. Aconitum, Ferrum phosphoricum). Symptomatisch ist eine generelle Überempfindlichkeit gegenüber Zugluft, kalter Luft, Lärm und Licht. Wegen der erhöhten Lichtempfindlichkeit sind die Augen häufig gerötet und neigen zur Tränenbildung. (Verwechseln Sie dies bitte nicht mit der bei Arsenicum album oder Euphrasia vorliegenden Symptomatik, wobei die Augen aufgrund einer beißenden Absonderung entzündet sind, wie weiter unten noch näher aufgeführt wird.)
Meiner Erfahrung nach sind die Lichtempfindlichkeit und die Neigung zur Tränenbildung, die häufig von einer leicht erhöhten Temperatur begleitet werden, als Hauptindikatoren während des Anfangsstadiums einer Erkältung zu werten, für deren Behandlung Belladonna benötigt wird. Die Erkältung setzt immer ziemlich plötzlich ein, und die Symptome werden in der Regel durch naßkaltes Wetter ausgelöst (vgl. Rhus toxicodendron), oder sie werden dadurch hervorgerufen, daß man sich plötzlich abkühlt, nachdem man erhitzt und verschwitzt war. Man hat eventuell klopfende und pulsierende Schmerzen, besonders wenn man zusätzlich unter Kopfschmerzen leidet. Dieses Mittel ist auch bei

fieberhaften Erkältungen nützlich (siehe Belladonna, Abschnitt 23).

Hals: Der Hals ist rauh und wund; er brennt und sieht stark gerötet und glänzend aus (wobei jedoch *keine* Geschwüre oder Flecken erkennbar sind). Die Mandeln sind geschwollen, was zumeist entweder auf der rechten Seite schlimmer ist oder sich ausschließlich auf die rechte Seite beschränkt. Weitere Symptome sind Heiserkeit und ein Gefühl starker Trockenheit. Häufig wird das Schlucken aufgrund des trockenen, rauhen Halses ebenfalls als beschwerlich empfunden. Außerdem ist man normalerweise sehr durstig, wenn Belladonna angezeigt ist. Die Lymphdrüsen sind oft stark geschwollen.

Aconitum

Erkältung: Dieses Heilmittel ist beim *ersten Anzeichen* einer Erkältung, die durch einen Aufenthalt in kalter, rauher, trockener Witterung und Wind ausgelöst wurde, angezeigt. In einem späteren Stadium der Erkältung ist Aconitum von keinerlei Nutzen mehr. Erste Anzeichen sind häufiges Niesen und eine laufende Nase, deren Absonderungen sich wie heißes Wasser anfühlen. Der Betroffene ist unruhig und nervös (siehe Aconitum, Abschnitt 23 über Fieber, um einen vollständigen Eindruck auch der fieberhaften Symptomatik, für die Aconitum angezeigt sein kann, zu bekommen). Hepar sulfuris und Bryonia sind ebenfalls bei Erkältungen angezeigt, die durch trockene Kälte und Wind verursacht wurden. Während Aconitum nur in der allerersten Phase der Erkältung und bei plötzlichem Einsetzen zu wählen ist, ist Hepar sulfuris vor allem für das spätere Stadium angezeigt. Alle genannten Mittel unterscheiden sich auch stark bezüglich der Geistes- und Gemütssymptome sowie hinsichtlich der anderen Allgemeinsymptome.

Hals: Der Hals ist stark entzündet, und die Mandeln sind geschwollen und trocken. Der gesamte Rachen ist normalerweise dunkelrot verfärbt, und der Betroffene leidet unter brennenden oder kribbelnden Halsschmerzen.

Ferrum phosphoricum
Erkältung: Wie bei der Behandlung der fieberhaften Erkrankungen und Ohrenschmerzen, bei denen Ferrum phosphoricum angezeigt ist, nutzt dieses Heilmittel während des Anfangsstadiums einer Erkältung am meisten. Was seine Energie betrifft, ist es zwischen Aconitum und Belladonna (Unruhe) und Gelsemium (Trägheit) anzusiedeln. Ferrum phosphoricum gilt daher als eine besonders nützliche Arznei, wenn keine sehr auffälligen Symptome vorhanden sind, die auf andere Heilmittel, insbesondere auf Aconitum oder Belladonna, hinweisen würden. Das unter einer solchen Erkältung leidende Kind wird abwechselnd rot und blaß, ist einmal gleichgültig und einmal unzufrieden. Wenn es allein ist, kommt es zu einer Verbesserung; bei Störung tritt Verschlechterung ein. Es hat eine Aversion gegen stickige Zimmerluft, denn bei frischer Luft geht es ihm ebenfalls besser. Dieses Mittel ist um so mehr angezeigt, wenn Ihr Kind in gesundem Zustand normalerweise eher blaß ist.

Bryonia
Erkältung: Erkältungen, bei denen Bryonia angezeigt ist, beginnen schleichend und sind durch extreme Trockenheit der Lippen und großen Durst gekennzeichnet. Das Kind möchte still liegen und in Ruhe gelassen werden, da Bewegung und Gesellschaft eine Verschlechterung bewirken. Wenn Ihr Kind bei einer Erkältung Bryonia benötigt, wird es wahrscheinlich leicht durch Fürsorge und Aufmerksamkeit Ihrerseits gereizt. Es geht dem Kind besser, wenn es draußen kühl ist; wenn das Kind erhitzt ist oder wenn es draußen warm ist, kommt es dagegen zu einer Verschlechterung. Eine solche Erkältung kann durch kalten, trockenen Wind (wie bei Aconitum und Hepar sulfuris) verursacht

werden oder dadurch, daß man sich bei warmem Wetter plötzlich abkühlt. Kopf, Augen und Nase sind betroffen, und die Erkältung beginnt mit sehr häufigem Niesen und tränenden Augen, wobei sich die Erkältung dann sehr rasch auf den Brustraum verlagert (siehe Abschnitt 27 über Husten).

Nux vomica
Erkältung: Wenn Nux vomica angezeigt ist, wird die Erkältung normalerweise bei trocken-kalter Witterung, beim geringsten Luftzug und an der frischen Luft schlimmer. Bei Wärme hat das Kind eine laufende Nase; an der kalten Luft und nachts ist die Nase eher verstopft. Es kommt zu heftigem Niesen aufgrund eines irritierenden Juckreizes in der Nase. Wenn dieses Mittel angebracht ist, kann es dem Kind nicht warm genug sein, und bei der geringsten Bewegung, beim geringsten Luftzug oder wenn es auch nur einen Schluck Wasser trinkt, fängt es an zu zittern. Was die Gemütsverfassung betrifft, ist das Kind empfindlich und leicht reizbar (vgl. Hepar sulfuris). Wenn auch Sie sich durch Ihr Kind ziemlich gereizt fühlen, ist die Wahrscheinlichkeit, daß Ihr Kind Nux vomica benötigt, sehr groß, vorausgesetzt, die anderen Symptome stimmen mit dem Arzneimittelbild ebenfalls überein.
Hals: Der Hals kratzt und fühlt sich rauh und wund an.

Dulcamara
Erkältung: Eine Erkältung, zu deren Behandlung Dulcamara benötigt wird, beginnt, wenn das Wetter von warm auf naßkalt umschlägt (vgl. Rhus toxicodendron und Belladonna bei naßkaltem Wetter), bei Schneeluft oder einem plötzlichen Temperaturwechsel. Erkältungen, für deren Behandlung dieses Mittel angezeigt ist, können auch dadurch ausgelöst werden, daß ein Kind naß wird und sich abkühlt, nachdem es erhitzt war (was recht häufig im Sommer oder im Herbst der Fall sein kann). In einem warmen Zimmer beginnt die Nase zu laufen, während an der

frischen Luft eher häufiges Niesen festzustellen ist. Fast immer kommt es als Begleiterscheinung dieser Erkältung zu einem steifen Nacken, manchmal auch zu einer Steifigkeit im Rücken und in den Gliedern, zu geschwollenen Lymphdrüsen und geröteten und entzündeten Augen.
Hals: Im Hals können Geschwüre von zunehmender Größe zu beobachten sein sowie eine Menge Schleim. Die Mandeln sind eventuell auch geschwollen.

Rhus toxicodendron
Erkältung: Eine Erkältung mit einem für Rhus toxicodendron typischen Beschwerdenbild tritt auf, etwa einen Tag nachdem man feuchtkaltem Wetter ausgesetzt war (wie bei Belladonna, wobei der Ausbruch der Erkältung bei Belladonna schneller ist). Sie kann auch dadurch ausgelöst werden, daß man sich abgekühlt hat, nachdem man sehr erhitzt und verschwitzt war. Dem Patienten geht es bei Kälte schlechter und bei Wärme besser (siehe auch Rhus toxicodendron in Abschnitt 23 über Fieber). Es kann zu ziemlich starken Schmerzen der Nase(nknochen) kommen. Die Nase ist häufig auch an der Spitze gerötet und empfindlich und läuft ständig. Außerdem muß man viel niesen.
Hals: Die Heiserkeit der Stimme intensiviert sich anfänglich beim Sprechen, aber nachdem man eine Weile gesprochen hat, wird es besser. Bei Überbeanspruchung wird es dann wieder schlimmer. Der Hals fühlt sich rauh und wund an. Man hat Durst auf kalte Getränke, obwohl das Schlucken, insbesondere wenn es sich um feste Nahrung handelt, sehr beschwerlich ist. Die Lymphdrüsen sind ebenfalls häufig geschwollen.

Euphrasia
Erkältung: Sowohl die Augen als auch die Nase sondern reichlich Flüssigkeit ab, wobei diese Symptome dem bei Allium cepa vorliegenden Beschwerdenbild genau entgegengesetzt sind;

denn beim Euphrasia-Typ ist die Tränenflüssigkeit brennend und beißend und das Nasensekret mild. Eine Lichtempfindlichkeit ähnlich der für Belladonna typischen Symptomatik ist zu beobachten. Die meisten Kinder sind nicht in der Lage, zu artikulieren, welche Absonderungen beißend und welche mild sind. Aus diesem Grund ist es sehr wichtig, das Kind genau zu beobachten, damit Sie feststellen können, welche Stellen besonders wund sind.

Allium cepa
Erkältung: Dieses Heilmittel ist zur Behandlung von einer Erkältung angezeigt, bei der reichlich Flüssigkeit sowohl aus den Augen als auch aus der Nase fließt, wobei die Tränenflüssigkeit mild und das Nasensekret beißend ist. So wird eine Wundheit im Bereich der Nase und über der Oberlippe verursacht. Niesen und andere symptomatische Beschwerden werden im allgemeinen in geschlossenen Räumen schlimmer und an der frischen Luft besser.

Arsenicum album
Erkältung: Hier sind dünne, wäßrige Absonderungen aus der Nase, die auf der Oberlippe brennen, zu beobachten. Gleichzeitig hat man das Gefühl, die Nase sei verstopft. Aufgrund der gereizten Nase kommt es zu häufigem Niesen. Dieses Heilmittel ist angezeigt, wenn das Kind stark fröstelt und gerne dick eingepackt sein möchte, gleichzeitig jedoch frische Luft benötigt. Eventuell vorhandene Schmerzen sind brennend und werden durch Hitze oder Wärme gelindert. Die Augen sind vielleicht trocken und entzündet, aber es ist auch möglich, daß sie eine beißende Tränenflüssigkeit absondern. Man darf dieses Heilmittel weder mit Euphrasia noch mit Allium cepa verwechseln. Wenn Arsenicum album angezeigt ist, kommt es zu beißenden Absonderungen, die ein Brennen sowohl im Bereich der Nase als auch im Bereich der

Augen verursachen, wovon im Fall von Euphrasia nur die Augen und im Fall von Allium cepa nur die Nase betroffen ist.
Hals: Das Kind hat brennende Schmerzen im Hals, was sich jedoch beim Trinken von heißen Getränken bessert.

Gelsemium
Erkältung: Dieses Heilmittel ist bei Erkältungen anzuwenden, die in warmen, feuchten Sommern auftreten. Die Beschwerden entwickeln sich meist über einen Zeitraum von mehreren Tagen. Der Körper fühlt sich sehr schwer und müde an. Die Augenlider fallen vor Schwere halb zu. Eine dünne, brennende, wäßrige Absonderung fließt aus der Nase, und es kommt zu häufigem Niesen. Lesen Sie auch die Beschreibung von Gelsemium in Abschnitt 23 zum Thema Fieber, um sich ein möglichst vollständiges Bild der hiermit zu behandelnden Erkältungssymptomatik machen zu können.
Hals: Die Mandeln sind stark gerötet und möglicherweise geschwollen. Der Betroffene leidet unter Schluckbeschwerden, da sich die Halsmuskeln sehr schwach anfühlen.

Kalium bichromicum
Erkältung: Der Schleim ist dick und zäh oder zieht beim Heruntertropfen lange Fäden. Er hat normalerweise eine gelblichgrüne Farbe und ist übelriechend.

Hepar sulfuris
Erkältung: Verwenden Sie dieses Heilmittel nur in der späteren Phase einer Erkältung. Es folgt häufig auf ein anderes Heilmittel, das den Heilungsprozeß noch nicht vollständig abgeschlossen hat. Eine solche Erkältung tritt bei trocken-kaltem Wetter (vgl. Aconitum, Bryonia) auf. Der Patient schwitzt, ohne daß ihm dies Erleichterung bringt (vgl. Mercurius solubilis), und niest sehr viel, wenn er an der kalten Luft ist (vgl. Dulcamara). Es kommt

zu einer starken Schleimbildung, und die Sekrete sind normalerweise zäh und übelriechend. Was die Gemütsverfassung betrifft, sind diese Patienten oft empfindlich, ungeduldig und reizbar (vgl. Nux vomica).
Hals: Der Hals fühlt sich so an, als stecke ein Splitter oder ein Krümel darin (vgl. Phytolacca), und die Schmerzen werden beim Schlucken schlimmer. Auch die Mandeln und Lymphdrüsen können geschwollen sein.

Phytolacca
Hals: Dieses Heilmittel ist angezeigt, wenn die Mandeln und Lymphdrüsen geschwollen und der ganze Halsinnenraum dunkelrot oder bläulichrot verfärbt ist. Der Hals kann auch mit weißen oder grauen Flecken, die zu größeren Flächen ineinander verlaufen, bedeckt sein. Der Patient hat beim Schlucken das Gefühl, als habe er einen Klumpen im Hals (vgl. Hepar sulfuris). Man leidet unter »trockenen« und besonders unter brennenden Schmerzen. Der Hals ist rauh, und die Schmerzen schießen beim Schlucken eventuell bis zu den Ohren. Die Zunge fühlt sich wie verbrannt an; auch an der Zungenwurzel können Schmerzen auftreten. Wenn man etwas Heißes hinunterschluckt, kommt es zu einer Verschlimmerung. Eine allgemeine Verschlechterung ist bei feuchtem, kaltem Wetter sowie bei Wetterwechsel zu beobachten (vgl. Rhus toxicodendron, Dulcamara und Belladonna).

Mercurius solubilis
Hals: Der Hals fühlt sich rauh, wund und schmerzhaft an, und das Kind hat ein etwas seltsames, aber sehr unangenehmes Gefühl, das manchmal damit verglichen wird, daß ein Apfelkern im Hals kratzt. Häufig sind Geschwüre im Hals und an den Mandeln, manchmal auch auf der Zunge, zu beobachten. Die Mandeln und Lymphdrüsen sind möglicherweise geschwollen. Wenn dieses Heilmittel angezeigt ist, hat man häufig auch einen schlechten

Atem. Wie im Fall von Phytolacca und Hepar sulfuris kann es zu schießenden Schmerzen von der Kehle bis in die Ohren kommen. Wenn Fieber vorkommt, ist es von starkem Schwitzen begleitet, was jedoch keine Erleichterung bringt. Der Kranke ist durstig, obwohl ihm ständig Speichel in den Mund läuft. Normalerweise werden die Symptome nachts schlimmer. Geben Sie dieses Heilmittel immer in einer C30- und nicht in einer niedrigeren Potenz.

Gurgellösung
Um eine Gurgellösung anzufertigen, bereiten Sie eine Mischung aus einem Teelöffel Wasser auf einen Teelöffel Hypericum-und-Calendula-Mischung – aus gleichen Teilen Hypericum- und Calendula-Urtinktur – zu. Das Gemisch schmeckt nicht sehr angenehm und brennt ein wenig, aber es fungiert als eine Art Antiseptikum und kann deshalb sehr hilfreich sein. Denken Sie daran, daß die meisten herkömmlichen Gurgellösungen Substanzen enthalten, welche die Wirkung von homöopathischen Heilmitteln beeinträchtigen, und deshalb nicht während einer homöopathischen Behandlung benutzt werden sollten, wenn diese erfolgreich sein soll.

25. Ohrenschmerzen

Es gibt viele Heilmittel zur Behandlung von Ohrenschmerzen, wobei es sich um ein Symptom handelt, das häufig als Begleiterscheinung von fieberhaften Erkrankungen und anderen Beschwerden auftritt. Wenn Ihr Kind nicht ziemlich schnell auf das von Ihnen gewählte Heilmittel reagiert, bedeutet dies, daß die Erkrankung wahrscheinlich komplizierter ist, als es zuerst den Anschein hatte, und das entsprechende Mittel für diesen speziellen Fall nicht im Rahmen dieses Buches behandelt werden konnte. Sollte dies der Fall sein, müssen Sie sofort einen professionellen Homöopathen hinzuziehen. Die homöopathische Behandlung sowohl akuter wie auch chronischer Beschwerden im Bereich der Ohren sollte normalerweise ausreichen, damit das Kind keine unangenehme ohrenärztliche Behandlung über sich ergehen lassen muß und damit andere potentielle Hörprobleme vermieden werden.

Die drei Hauptmittel

Es gibt drei Hauptmittel, die bei einer akuten Mittelohrentzündung zu berücksichtigen sind. Diese Mittel sind normalerweise in der Lage, die Entwicklung von schwereren Symptomen zu verhindern. Da Ohrenschmerzen recht häufig als Begleiterscheinung von fieberhaften Erkrankungen und Erkältungen auftreten, könnte es hilfreich sein, alle drei Mittelbeschreibungen auch in Abschnitt 23 und Abschnitt 24 über Fieber, Erkältungen und Halsschmerzen sowie in der Materia medica nachzulesen, so daß ein vollständiges Bild dieser drei Heilmittel entsteht.

Ferrum phosphoricum
Dieses Heilmittel ist am häufigsten bei beginnenden Ohrenschmerzen angezeigt. Die Symptome sind nicht besonders auffällig. Das Kind wird abwechselnd rot und blaß, ein Merkmal, das sich im allgemeinen auf das Gesicht, manchmal jedoch auch auf die Ohren bezieht. Dieses Symptom kann einem leicht entgehen, es sei denn, man beobachtet das Kind sehr sorgfältig. Ferrum phosphoricum ist sowohl bei leichten als auch bei heftigeren Ohrenschmerzen angezeigt. Diese setzen plötzlich ein, zuerst als dumpfe, aber ziemlich hartnäckige Schmerzen, wobei es örtlich zu Sekretstau und Entzündungen kommen kann. Wie bereits erwähnt wurde, ist Ferrum phosphoricum in der Anfangsphase

am nützlichsten, und sofern man es gleich dann einnimmt, wenn die Symptome sich entsprechend einstellen, braucht man wahrscheinlich kein weiteres Mittel mehr und kann schwerere Probleme vermeiden. Dieses Heilmittel ist besonders dann angezeigt, wenn Ihr Kind in gesundem Zustand eher blaß ist und dazu neigt, schnell zu ermüden.

Aconitum

Bei Aconitum treten die Ohrenschmerzen ganz plötzlich auf, etwa nachdem das Kind trockener Kälte und Wind ausgesetzt war. Normalerweise werden die Symptome abends um ungefähr neun Uhr schlimmer. Aconitum ist wie Ferrum phosphoricum während des Anfangsstadiums einer Ohrentzündung am wirksamsten. Das Ohr ist gerötet, heiß, trocken und schmerzt, und der Betroffene ist äußerst unruhig und ängstlich. Wenn es gesund ist, hat ein Kind, das Aconitum verabreicht bekommen sollte, eher rote Wangen und macht einen kräftigen und gesunden Eindruck, im Gegensatz zu dem eher blaßen und schnell ermüdenden Kind, das Ferrum phosphoricum benötigt.

Belladonna

Dieses Heilmittel ist ebenfalls bei plötzlichem Einsetzen der Ohrenschmerzen angezeigt. Im Gegensatz zu Aconitum treten sie hier jedoch nach einem Aufenthalt in nasser Kälte und Wind auf. Um drei Uhr nachts oder nachmittags kommt es meistens zu einer Verschlimmerung. Der Kranke ist reizbar, verärgert und mürrisch, aber nicht ängstlich wie bei Aconitum. Das Ohr und seine Umgebung sind wahrscheinlich gerötet, heiß, trocken und brennen, wobei das Kind jedoch unter den Haaren und der Kleidung verschwitzt ist. Normalerweise ist nur das rechte Ohr betroffen, oder das rechte Ohr ist stärker betroffen als das linke. Wenn die anderen Symptome mit dem Arzneimittelbild übereinstimmen, sorgt Belladonna sogar dann für Heilung, wenn es sich nur um das linke Ohr handelt. Der Patient ist gegenüber Lärm, Licht und Zugluft überempfindlich.

Weiterc Mittel

Die folgenden Mittel sollten bei Ohrenschmerzen in Erwägung gezogen werden, bei denen die Entzündung weniger akut ist und bei denen der betroffene Bereich nicht so stark gerötet ist, bei denen die Schmerzen jedoch genauso intensiv sein können.

Mercurius solubilis
Obwohl die Ohrenschmerzen, für deren Behandlung dieses Mittel angezeigt ist, plötzlich einsetzen können, liegt keine so deutliche Entzündung vor wie bei Fällen, für die Belladonna, Aconitum oder Ferrum phosphoricum vorgesehen sind. Es kann eine zähe, gelbe, blutige Absonderung zu erkennen sein, aber das auffälligste Symptom ist, daß die Schmerzen vom Hals oder von den Zähnen bis ins Ohr schießen und als sehr stechend empfunden werden. Die Absonderungen sind immer übelriechend; auch der Atem ist schlecht. Wenn Fieber auftritt, schwitzt der Patient sehr stark, was ihm jedoch keine Erleichterung bringt. Er hat eventuell auch einen vermehrten Speichelfluß, zugleich aber auch großen Durst. Die Schmerzen und Symptome sind wahrscheinlich nachts am schlimmsten. Geben Sie dieses Heilmittel immer in einer C30- und nicht in einer niedrigeren Potenz. Es wird sich dann innerhalb von zehn Minuten eine Besserung zeigen.

Hepar sulfuris
Dieses Heilmittel ist wie Mercurius solubilis angezeigt, wenn keine so deutliche Entzündung vorliegt wie in Fällen, bei denen Aconitum, Belladonna oder Ferrum phosphoricum zu wählen

sind. Eitrige und übelriechende Absonderungen können ebenso wie bei Mercurius solubilis festzustellen sein. Die Ohrenschmerzen werden als stechend oder wie durch einen Splitter verursacht empfunden. Bei Kälte, Zugluft und wenn die Ohren unbedeckt sind, werden die Schmerzen schlimmer. Was die Gemütsverfassung betrifft, ist der Patient ungeduldig, gereizt und überempfindlich. Die Symptome treten am häufigsten auf, nachdem man sich in trocken-kalter Luft aufgehalten hat.

Pulsatilla
Die Ohrenschmerzen, die dadurch verursacht werden, daß die Ohrtrompete beim Auftreten eines Katarrhs verstopft ist, sind abends und nachts am schlimmsten. Das Ohr kann gerötet und geschwollen sein und sich so anfühlen, als ob etwas von innen nach außen drängt, wobei es zu einem pressenden Schmerz kommt. Der Kranke leidet eventuell unter Trockenheit im Mund, hat aber selten, wenn überhaupt, Durst. Er kann sich sehr schnell überhitzen und hat eine Aversion gegen schlechtgelüftete Räume. Was die Gemütsverfassung betrifft, kann es schnell zu Tränen kommen. Außerdem möchte er nicht allein gelassen werden.

26. Krupp

Normalerweise leiden nur sehr kleine Kinder an Krupp. Wenn die Kinder älter werden, wachsen sie meist wieder aus dieser Krankheit heraus. Während die Krankheit andauert, kann sie allerdings sehr unangenehm und besorgniserregend sein. Die Homöopathie kann hier äußerst gute Dienste leisten. Im allgemeinen bringt eins der drei im folgenden angegebenen Heilmittel zur Behandlung der akuten Krupp-Erkrankung große Erleichterung. Bei allen Krupp-Heilmitteln gilt als Symptom, daß bei Trockenheit eine Verschlimmerung und bei Nässe und Feuchtigkeit eine Verbesserung eintritt.

Aconitum

Geben Sie Aconitum, wenn die Symptome am frühen Abend einsetzen und bis ungefähr Mitternacht andauern. Gelegentlich können die Beschwerden etwa um neun Uhr morgens wiederkehren. Die Krupp-Symptome setzen häufig ein, nachdem sich das Kind in trockener Kälte und Wind aufgehalten hat oder nachdem es einen Schrecken erlitten hat. Ihr Kind ist wahrscheinlich sehr ängstlich, nervös und unruhig und wirft sein Bettzeug ab, da es sich besser fühlt, wenn es aufgedeckt ist, während es ihm in einem warmen Zimmer schlechtergeht. Trockenes Keuchen und ein enges Gefühl in der Brust sind symptomatisch. Das Kind leidet unter einem trockenen, stakkatoartigen, bellenden oder pfeifenden Husten. Es hält sich den Hals, während es nach Atem ringt. Dabei kann auch plötzlich einsetzendes Fieber auftreten. Die Haut ist gerötet, heiß, trocken und glühend, und das Kind leidet unter großem Durst. Die Rötung kann sich völlig ins Gegenteil verkehren, wenn sich das Kind aufsetzt oder wenn es aufsteht.
Meiner Erfahrung nach ist es am besten, Aconitum C30 zu verwenden, da häufig intensive Gefühle von Angst, Nervosität und Unruhe mit Krupp einhergehen. Die ersten zwei bis drei Heilmittelgaben müssen unter Umständen alle zehn bis fünfzehn Minuten verabreicht werden, wobei wie immer die Empfehlungen zur Dosierung, Potenzwahl und Einnahmehäufigkeit in Abschnitt 10 zu befolgen sind. Nach ein oder zwei Gaben fühlt sich das Kind häufig schon besser.

Spongia

Wenn es Ihrem Kind nach begonnener Einnahme von Aconitum nicht bessergeht oder wenn es innerhalb etwa einer Stunde nach der Mittelgabe einen Rückfall erleidet, sollten Sie die Behandlung mit Spongia fortsetzen. Spongia ist angezeigt, wenn die Symptome in der Zeit von kurz vor Mitternacht bis um etwa vier Uhr morgens am schlimmsten sind. Bei dem für Spongia typischen Krupp hat man es mit einem trockenen, bellenden Husten zu tun, der sich so anhört, als würde man »Holz sägen«. Die hier vorliegende Symptomatik wird im Liegen schlimmer, während es zu einer Verbesserung kommt, wenn man nach vorne gebeugt sitzt. Die Krupp-Symptome setzen eventuell ein, während das Kind schläft, so daß es davon geweckt wird und das Gefühl bekommt, es ersticke. Kalte Getränke führen zu einer Verschlimmerung, während etwas Warmes eine Verbesserung bewirkt. Bei Süßem tritt ebenfalls eine Verschlimmerung ein. Meiner Erfahrung nach kann man normalerweise mit Spongia C6 beginnen, aber sehr häufig muß anschließend zu Spongia C30 gewechselt werden.

Hepar sulfuris

Dieses Heilmittel ist besonders nützlich, wenn der Krupp-Husten in den frühen Morgenstunden einsetzt oder zu diesem Zeitpunkt schlimmer wird. Außerdem kann er von trockenem und kaltem Wind ausgelöst werden. Obwohl er sich immer noch wie Krupp-Husten anhört, ist der Husten dann etwas gelöster. Man kann ein Rasseln in der Brust vernehmen, das mit Keuchen verbunden ist, aber es ist dem Kind nicht möglich, Schleim abzuhusten. Bei kalter Luft und wenn das Kind aufgedeckt liegt, wird es schlimmer; bei Wärme, Hitze und feuchtem Wetter wird es dagegen besser. Was die Gemütsverfassung betrifft, ist das Kind empfindlich, reizbar und ungeduldig.

27. Husten

Bei verschiedenen Hustenarten wird im folgenden zwischen trockenem Husten und zwischen lockerem Husten mit starker Schleimbildung im Brustraum unterschieden. Bei den nachstehend angegebenen Heilmitteln handelt es sich nur um eine kleine Auswahl aus der großen Anzahl von homöopathischen Arzneien, die bei derartigen Beschwerden helfen können. Die Mittel sind allerdings nur bei akuten Erkrankungen zu verwenden. Ein Kind, das zu Bronchitis oder ähnlichen Problemen neigt, sollte auf jeden Fall von einem professionellen Homöopathen behandelt werden. Mit Hilfe einer tiefergehenden Konstitutionsbehandlung kann dann die Neigung des Kindes, überhaupt krank zu werden, minimiert werden. Man sollte ebenfalls daran denken, daß herkömmliche Hustensäfte und Hustenbonbons normalerweise Substanzen enthalten, die den homöopathischen Heilmitteln entgegenwirken, so etwa Menthol, Eukalyptus usw. Der Genuß derartiger Substanzen muß vermieden werden, damit die homöopathische Behandlung eine Wirkung haben kann. Sollte es nötig sein, können Sie übrigens eine beruhigende Mischung aus warmem Honig und Zitrone selbst zubereiten, doch Sie werden sehen, daß das homöopathische Heilmittel sehr rasch Linderung bringt.

Trockener Husten

Aconitum

Ein trockener Husten, bei dem Aconitum angezeigt ist, tritt bei Kindern häufig auf, nachdem sie sich in trockener Kälte oder Wind aufgehalten haben oder nach einer Rauferei. Es handelt sich dabei um einen trockenen, stakkatoartigen, bellenden oder pfeifenden Husten. Der Betroffene hält sich den Hals, während er nach Luft ringt. In einem warmen Zimmer kommt es zu einer Verschlimmerung. Wenn er nicht zugedeckt ist und ausatmen kann, geht es ihm besser. Um neun Uhr abends werden die Symptome möglicherweise schlimmer. Was die Gemütsverfassung angeht, ist der Kranke sehr unruhig, äußerst ängstlich und nervös. Im Brustraum verspürt er eine Trockenheit und ein beengtes, eventuell auch heißes Gefühl, und es kommt nur zu wenig oder überhaupt keinem Abhusten von Schleim. Auch im Schlaf kann es zu einem Hustenanfall kommen, wodurch der Betroffene manchmal aufgeweckt wird.

Spongia
Wenn Spongia angezeigt ist, leidet das Kind an einem trockenen, bellenden Husten, der sich so anhört, als würde man »Holz sägen«. Dem Kranken geht es im Liegen schlechter, und sein Zustand verbessert sich, wenn er nach vorne gebeugt sitzt. Der Husten kann während des Schlafs einsetzen und den Betroffenen aufwecken, wobei dieser das Gefühl bekommen kann, er würde ersticken, was sicher sehr beängstigend für ihn ist. Ab der Zeit vor Mitternacht bis in die frühen Morgenstunden kommt es dann zu einer deutlichen Verschlimmerung, so daß ein Spongia-Kind Sie höchstwahrscheinlich zu dieser Zeit um Ihre Nachtruhe berauben wird.
Bei dieser Art Husten ist es zu empfehlen, dem Kind ein zusätzliches Kissen ins Bett zu legen. Kalte Getränke bewirken eine Verschlimmerung, bei etwas Warmem wird es dagegen besser und bei Süßem schlechter. Auch Heiserkeit kann ein Symptom sein. Obwohl der Brustraum sich zuerst sehr trocken anfühlt und kein Schleimauswurf zu beobachten ist, kann es später zur Bildung von zähem Schleim kommen, der nur schwer abgehustet werden kann.

Belladonna

Bei einem Husten, zu dessen Behandlung Belladonna angezeigt ist, leidet das Kind unter einer großen Trockenheit im Kehlkopf, die zunehmend schlimmer wird, bis ein brennendes, kitzelndes und kratzendes Gefühl den Hustenanfall auslöst. Der Husten selbst ist heftig und dauert so lange, bis sich ein wenig Schleim löst, was dem Betroffenen bis zum erneuten Einsetzen der Trockenheit in der Kehle etwas Erleichterung bringt. Achten Sie darauf, daß bei einem für Belladonna typischen Beschwerdenbild Rötung, brennende Hitze, erweiterte Pupillen und möglicherweise tränende Augen zu beobachten sind. Auch kommt es bei Licht, Lärm, um drei Uhr nachmittags und um drei Uhr nachts sowie bei Zugluft zu einer Verschlechterung. In halb sitzender Position geht es dem kranken Kind besser. Eventuell hustet es auch im Schlaf.

Bryonia

Bei einem Fall, für den Bryonia angezeigt ist, hat man es mit einem festen, trockenen Husten zu tun, wobei es zu Wundsein und stechenden Schmerzen im Brustraum kommt und der ganze Körper während des Hustenanfalls geschüttelt wird. Dieser Husten folgt häufig auf eine Erkältung, die zuerst den Kopfbereich betroffen hat, dann jedoch sehr rasch auf den Brustraum übergegangen ist. Wenn dieses Heilmittel angezeigt ist, kommt es bei kalter, trockener Witterung, bei Ostwind und bei Bewegung zu einer Verschlimmerung und bei Druck zu einer Verbesserung. Möglicherweise erleben Sie Ihr Kind dabei, wie es die Arme um sich geschlungen hat oder die Hände gegen den Brustkorb preßt. Ferner ist gemäß dem Arzneimittelbild von Bryonia immer großer Durst zu beobachten. Bei warmem Wetter und in einem warmen Zimmer kommt es zu einer Verschlechterung und bei kühler Luft und an feuchten Tagen zu einer Besserung. Außerdem geht es dem Patienten besser, wenn man ihn allein läßt. Der

Husten wird durch Seufzen oder tiefes Luftholen schlimmer. Um etwa neun Uhr abends ist möglicherweise eine Verschlechterung festzustellen, und morgens ist der Husten manchmal lockerer.

Ferrum phosphoricum

Bei diesem Beschwerdenbild handelt es sich um einen trockenen, stakkatoartigen Reizhusten, der als Begleiterscheinung einer Lungenentzündung oder eines Sekretstaus in den Lungen auftreten kann. Wenn Ferrum phosphoricum angezeigt ist, braucht der Patient frische Luft, denn in einem stickigen oder überheizten Zimmer werden die Symptome sehr viel schlimmer. Im Brustkorb kann es auf beiden Seiten zu Schmerzen kommen. Manchmal wird sogar Blut gespuckt. Der Betroffene fühlt sich mitunter sehr schwach und erschöpft und wird möglicherweise abwechselnd rot und blaß.

Causticum

Wenn Causticum angezeigt ist, leidet das Kind unter einem trockenen Husten und hat vom Hals bis in den Brustraum ein Gefühl der Wundheit und Trockenheit. Im Brustkorb hat sich viel Schleim gebildet, und das Kind glaubt, daß es etwas von dem Schleim abhusten könnte, wenn es nur imstande wäre, ein wenig tiefer zu husten. Im allgemeinen ist es jedoch nicht in der Lage, etwas aufzuhusten. Wenn es dies trotzdem tut, rutscht der Schleim jedesmal wieder hinunter. Beim Ausatmen wird der Husten schlimmer. Während eines Hustenanfalls kann es zu einer unfreiwilligen Harnentleerung und zu Schmerzen in den Hüften kommen. Schluckweise getrunkenes kaltes Wasser bringt etwas Erleichterung. Im allgemeinen geht es dem Kranken bei feuchtem Wetter besser, bei trockenem Wetter, bei Wind und Zugluft dagegen schlechter. Es kann auch zu einer Heiserkeit kommen, die in den Morgenstunden schlimmer wird. Das Kind kann im Schlaf vom Husten aufgeweckt werden. Im Liegen fühlt es sich sehr viel schlechter. Wenn Ihr Kind an einem Husten leidet, bei dem Causticum angezeigt ist, empfiehlt es sich daher immer, ihm nachts ein zusätzliches Kissen ins Bett zu legen, damit es nicht zu flach liegt.

Phosphorus
Bei diesem Husten kommt es im Freien zu einer Verschlimmerung. Außerdem werden die Symptome schlimmer, wenn man vom Warmen ins Kalte kommt und umgekehrt. Es handelt sich dabei um einen trockenen, kitzelnden Husten mit einer Reizung hinter dem Brustbein oder im Kehlkopf. Die Heftigkeit des Hustens kann das Kind über alle Maßen quälen; eventuell hält es sich den Brustkorb (wie bei Bryonia). Vom Einbruch der Dunkelheit bis ungefähr Mitternacht ist der Husten oft schlimmer. Auch wenn das Kind auf der linken Seite liegt, wird der Husten schlimmer. Wenn es auf der rechten Seite liegt, wird er dagegen besser. Beim Sprechen und beim Essen kommt es zu einer Verschlimmerung, und wenn man das Kind allein läßt, geht es ihm schlechter. Es verlangt nach Kaltem, zum Beispiel nach Eis oder kaltem Wasser, obwohl ihm selbst auch kalt ist. Das Kind hat das Gefühl, als läge ein großes Gewicht auf seiner Brust, und es fühlt sich sehr beengt. Der Kehlkopf kann stark schmerzen, was beim Sprechen schlimmer wird. Die Stimme ist möglicherweise heiser, was sich abends verschlimmert. Der ausgehustete Schleim ist eventuell blutig. Mitunter hustet das Kind auch während des Schlafs oder wird davon wach.

Rhus toxicodendron
Dieser trockene Husten wird von einem irritierenden Kitzeln ausgelöst, das normalerweise hinter dem oberen Brustbein angesiedelt ist. Aber auch das geringste Freilegen eines Körperteils – wenn zum Beispiel eine Hand unter dem Bettzeug hervorlugt – kann zu einem Hustenreiz führen, bei dem Rhus toxicodendron

angezeigt ist. Bei naßkaltem Wetter kommt es zu einer Verschlimmerung; auch wenn einem kalt geworden ist oder man zu schnell abgekühlt ist, zum Beispiel wenn man nach einer anstrengenden Tätigkeit verschwitzt und überhitzt war, werden die Symptome stärker. Der Betroffene ist sehr unruhig und hustet im Schlaf oder wird vom Husten am Schlafen gehindert. Heiserkeit kann ein weiteres Symptom sein, das schlimmer wird, sobald man zu sprechen beginnt, das sich jedoch bei fortgesetztem Sprechen legt.

Drosera

Dieses Heilmittel ist angezeigt, wenn der Husten von einem heftigen Kitzeln im Kehlkopf ausgelöst wird und das Kind so stark husten muß, bis es würgt oder sich erbricht. Der Husten scheint ganz tief aus dem Brustraum zu kommen. Eine Verschlimmerung tritt nach Mitternacht ein und dauert bis in die frühen Morgenstunden. Im Liegen geht es dem Kind schlechter, und es fühlt sich ein wenig besser, wenn man ihm ein zusätzliches Kissen ins Bett legt. Während des Hustens, der beim Reden, Lachen, Essen und Trinken schlimmer wird, hält sich das Kind eventuell die Brust. Heiserkeit kann ein weiteres Symptom sein. Das Kind muß möglicherweise im Schlaf so stark husten, daß es davon aufwacht. Die Heftigkeit des Hustens kann unter Umständen auch zu Nasenbluten führen.

Rumex

Dieses Heilmittel ist zur Behandlung von Husten geeignet, der schon beim geringsten Kontakt mit kalter Luft heftiger wird. Besonders beim Einatmen kommt es zu einer Verschlimmerung. Wenn Rumex im Fall Ihres Kindes angezeigt ist, erleben Sie vielleicht, daß sich Ihr Kind einen Schal um den Mund bindet, wenn es draußen ist, damit es keine kalte Luft einatmen muß. Gemäß dem für Rumex typischen Beschwerdenbild kommt es bereits zu einer Verschlimmerung, wenn man nur von einem warmen in ein kaltes Zimmer geht. Im Hals kitzelt ständig etwas, als wäre Staub darin, wodurch ein sehr trockener Reizhusten ausgelöst wird. Trotzdem wird viel Schleim abgehustet, und man hat das Verlangen, sich zu räuspern, was jedoch keine Erleichterung bringt. Während des Hustens kann es auch zu unfreiwilligen Harnentleerungen kommen. Im Liegen wird es sehr viel schlimmer, weshalb Sie Ihrem Kind ein zusätzliches Kissen ins Bett legen sollten.

Lockerer und trockener Husten

Pulsatilla
Wenn Pulsatilla angezeigt ist, hat man es mit einem Husten zu tun, der eher locker ist, aber je nach Uhrzeit veränderlich sein kann. So ist der Husten abends wahrscheinlich trockener und morgens lockerer. Das andere Hauptsymptom bei diesem Husten besteht darin, daß der Husten schlimmer wird, wenn dem Kind warm ist, wenn es einen warmen Raum betritt oder wenn es sich überhitzt. Ein Kind, das Pulsatilla benötigt, öffnet ständig die Fenster, um frische Luft zu bekommen und sich abzukühlen, obwohl es ihm paradoxerweise während einer akuten Erkrankung sehr kalt sein kann. Wenn Pulsatilla angezeigt ist, hat das Kind im Gegensatz zu den für Ipecacuanha und Antimonium tartaricum (siehe unten) typischen Symptombildern keinen Durst. Der Schleim ist zäh, mild und gelbgrün. (Wenn Bryonia angezeigt ist – siehe oben, »Trockener Husten« –, kann der Husten gelegentlich auch abwechselnd locker und trocken sein.)

Lockerer Husten mit starker Schleimbildung im Brustraum

Wenn Causticum oder Rumex angezeigt sind (siehe »Trockener Husten«), kann sich ebenfalls sehr viel Schleim im Brustraum bilden, wobei der Husten selbst trocken ist.

Hepar sulfuris
Der mit Hepar sulfuris zu behandelnde Husten folgt häufig auf eine starke Erkältung im Bereich des Kopfes. Der Husten ist locker, rauh und scheint ganz aus der Tiefe zu kommen. Aus dem Brustkorb ist Schleimrasseln zu vernehmen. Es ist allerdings ziemlich schwer, Schleim aufzuhusten. Wenn dies doch gelingt, wird dicklicher, gelber Schleim abgehustet. Es geht dem Betroffenen bei kalter Luft schlechter und bei Wärme und feuchtem Wetter besser. Wie im Fall von Rhus toxicodendron wird der Husten schlimmer, sobald ein Körperteil unbedeckt ist. Die Symptome setzen möglicherweise bei trockener Kälte und Wind ein. Heiserkeit kann ein weiteres Symptom sein. Nachts kann der Husten mitunter trockener sein.

Antimonium tartaricum
Hierbei handelt es sich um einen besonders lockeren Husten mit starkem Schleimrasseln im Brustkorb. Das Abhusten des Schleims ist für den Betroffenen problematisch, und es hört sich fast so an, als würde er in Schleim ertrinken. Dieses Heilmittel ist besonders nützlich zur Behandlung von Husten bei kleinen Kindern und älteren Menschen; vielleicht stellen Sie ja fest, daß Sie dieses Mittel sehr häufig verabreichen, wenn Ihre Kinder noch klein sind. Im Sitzen kommt es zu einer Verbesserung; wenn es heiß ist oder wenn es im Bett zu warm wird, kommt es zu einer Verschlechterung. Normalerweise hat der Kranke überhaupt keinen Durst. Feuchtes Wetter, herbstliche Witterung und feuchte

Wohnbedingungen bewirken eine Verschlimmerung des Hustens. Sollte dem Kranken übel sein, wird er es normalerweise als Erleichterung empfinden, wenn er sich übergeben kann. Das Gesicht hat möglicherweise eine leicht bläuliche Färbung, insbesondere im Bereich der Nase und des Mundes.

Ipecacuanha
Der mit Ipecacuanha zu behandelnde Husten ist mit dem Husten vergleichbar, bei dem Antimonium tartaricum angezeigt ist. Auch hier bildet sich sehr viel Schleim im Brustraum, obwohl sich der Husten sehr trocken anhören kann. Der Betroffene ist jedoch in der Lage, etwas Schleim abzuhusten, wobei der Husten sehr heftig ist und nicht mehr aufzuhören scheint (vgl. Drosera). Der Kranke hat außerdem keinen Durst und fühlt sich – ähnlich der Symptomatik im Fall von Antimonium tartaricum – bei feuchtem Wetter schlechter und bei frischer Luft und Wärme besser. Wenn Ipecacuanha angezeigt ist, leidet der Kranke jedoch immer unter Übelkeit, wobei Erbrechen nicht als Erleichterung empfunden wird. Die Zunge ist übrigens nicht belegt.

Kalium bichromicum
Dieses Mittel ist zur Behandlung von Husten geeignet, der durch fadenziehenden Schleim gekennzeichnet ist und dadurch, daß der Betroffene dazu in der Lage ist, den Schleim abzuhusten. Abhusten bringt dem Kranken Erleichterung. Ein weiteres Symptom, das außerdem abends schlimmer wird, ist eventuell Heiserkeit. Das Kind deutet vielleicht auf einen bestimmten Punkt im Hals, wo es kitzelt oder wo eine wunde Stelle den Husten auslöst. Mitunter räuspert es sich ständig.

28. Verdauungsstörungen: Lebensmittelvergiftung, übermäßiges Essen, akuter Durchfall und Kolik

Alle in diesem Abschnitt genannten Heilmittel sollten in Erwägung gezogen werden, wenn ein Kind an akutem Durchfall leidet. Bauchschmerzen und Koliken kommen bei Säuglingen und Kleinkindern sehr oft vor, und die zur Behandlung dieser Probleme am häufigsten angezeigten Arzneimittel sind im folgenden einzeln aufgelistet. Bei Verdauungsproblemen, die als Begleiterscheinung während des Zahnens auftreten können, wird auf die Heilmittel Chamomilla, Podophyllum und Ipecacuanha verwiesen, da sie bei derartigen Beschwerden am häufigsten benötigt werden. Bei ernsten Lebensmittelvergiftungen, wenn Ihr Kind chronische Verdauungsstörungen hat oder wenn das entsprechende Mittel zur Behandlung einer akuten Störung nicht hilft, sollten Sie Ihren (homöopathischen) Arzt zu Rate ziehen. Dasselbe gilt grundsätzlich für alle Zweifelsfälle.

Lebensmittelvergiftung

Arsenicum album

Arsenicum album ist als Heilmittel bei Lebensmittelvergiftungen angezeigt, die durch das Trinken von verschmutztem Wasser, durch den Verzehr von schlecht gewaschenem Gemüse (oder von Gemüse, das in verschmutztem Wasser gewaschen wurde), den Verzehr von Obst mit einem hohen Wassergehalt oder anderen kalten Speisen hervorgerufen wurden. Wenn die übrige Symptomatik mit dem Arzneimittelbild von Arsenicum album übereinstimmt, kann auch eine Lebensmittelvergiftung, die durch den Verzehr von verdorbenem Fleisch hervorgerufen wurde (siehe unten, Pyrogenium), mit diesem Mittel behandelt werden; dies ist jedoch weniger üblich. Wenn Arsenicum album angezeigt ist, hat das Kind Durchfall und muß sich gleichzeitig übergeben. Es leidet unter brennenden Schmerzen, die mit Hilfe von Wärme und heißen Anwendungen gelindert werden können. Um Mitternacht oder kurz danach verschlimmern sich die Symptome. Das Kind leidet an einem scheinbar unstillbaren Durst, trinkt jedoch nur kleine Schlucke. Eventuell verspürt es ein Verlangen nach kaltem Wasser, erbricht dies nach dem Trinken aber sofort wieder, denn kalte Getränke oder Speisen bewirken immer eine Verschlimmerung.

Das Kind ist ängstlich und unruhig. Besonders ältere Kinder glauben, sie müßten sterben und es wäre sowieso unnütz, eine Arznei einzunehmen. Das Kind will nicht allein gelassen werden. Es ist außerdem kritisch und anspruchsvoll. Obwohl es stark schwitzt, sich schwach fühlt, ihm sehr kalt ist und es Wärme braucht, möchte es auch frische Luft haben und besteht darauf, daß ein Fenster geöffnet wird und sein Kopf möglichst in der Nähe des Fensters ist. Es ist unbeschreiblich schwach und erschöpft. Das Ausmaß der von Ihrem Kind erlittenen Qualen erscheint Ihnen, verglichen mit den sichtbaren Symptomen, als unverhältnismäßig.

Pyrogenium

Dieses Heilmittel ist zur Behandlung von Lebensmittelvergiftungen geeignet, die durch den Verzehr von schlechtem Fisch oder schlechtem Fleisch hervorgerufen worden sind. Das Hauptsymptom besteht darin, daß alle Körperabsonderungen (Stuhl, Schweiß) äußerst übel riechen und daß man auch einen schlechten Atem und einen unangenehmen Mundgeruch hat. Das Kind hat starke Schmerzen in den Knochen; es ist unruhig und zappelt. Durch Bewegung geht es ihm vorübergehend besser. Auch heiße Getränke oder ein heißes Bad sorgen für eine Verbesserung. Der Puls ist außergewöhnlich schnell und steht nicht im Verhältnis zu der möglicherweise erhöhten Körpertemperatur. Das Kind spürt deutlich, wie sein Herz schlägt. Im Zweifelsfall sollten Sie professionelle Hilfe in Anspruch nehmen.

Übermäßiges Essen

Pulsatilla
Dieses Heilmittel ist angebracht, wenn sich das Kind an kalorienreichen Nahrungsmitteln wie Sahne, Fett, Kuchen, Torte und so weiter überessen hat. Wenn Pulsatilla angezeigt ist, möchte das Kind häufig genau das essen, wovon ihm schlecht wird. Normalerweise hat es keinen Durst, auch dann nicht, wenn es einen trockenen Mund hat. Es braucht frische Luft, und kalte Anwendungen bewirken eine Verbesserung; bei warmen Anwendungen und am Abend kommt es zu einer Verschlechterung. Die Schmerzen sind veränderlich; das heißt, sie wandern von einem Ort zum anderen, und auch die Art des Schmerzes wechselt. Wenn die Beschwerden von Durchfall begleitet sind, ist der Stuhl jedesmal anders, und diese Symptome sind normalerweise nachts schlimmer. Wenn Pulsatilla angezeigt ist, fühlt sich das Kind immer besser, wenn es einen kleinen Spaziergang an der kühlen, frischen Luft machen kann. Was das Temperament betrifft, ist das Kind sanft und weinerlich. Es möchte nicht allein sein und genießt jede Aufmerksamkeit, die es bekommen kann.

Nux vomica
Dieses Heilmittel ist bei Verdauungsbeschwerden von großem Nutzen, die im Anschluß an den übermäßigen Verzehr von sehr fettem oder stark gewürztem Essen auftreten. Was die Gemütsverfassung betrifft, fühlt sich das Kind sehr reizbar und kann ungeduldig, schlecht gelaunt und wütend sein. Es ist übersensibel, empfindlich und leicht beleidigt. Frühmorgens sind die Symptome schlimmer. Auch Lärm, starke Gerüche und Berührungen

führen zu einer Verschlimmerung. Ein Kind, das Nux vomica braucht, erinnert ein wenig an einen Erwachsenen, der einen Kater hat (Nux vomica ist eines der Hauptmittel zur Behandlung von Kater). Wer Nux vomica benötigt, ist normalerweise eher ordentlich; die weniger Temperamentvollen sind zwar nicht so reizbar, legen jedoch größeren Wert darauf, daß alles um sie herum ordentlich ist. Übelkeit und Magenschmerzen werden durch Erbrechen und durch heiße Getränke gelindert. Es kommt zu Durchfall, wobei das Kind oft ohne Erfolg pressen muß und das Gefühl hat, »nie fertig zu werden«. Auch spürt es häufig einen Druck im Magen oder hat das Gefühl, ihm läge etwas wie ein Stein im Magen. Die Symptome setzen normalerweise ein oder zwei Stunden nach dem Essen ein.

Ipecacuanha
Dieses Heilmittel ist zur Behandlung von Durchfall geeignet, der durch den übermäßigen Verzehr von schwerverdaulichem Essen, von Süßigkeiten oder Obst hervorgerufen wurde oder der als Begleiterscheinung beim Zahnen auftritt. Die Symptome können auch auf unterdrückten Unmut oder unterdrückte Entrüstung zurückzuführen sein, etwa wenn sich das Kind zu Unrecht getadelt oder bestraft fühlt. Der Stuhl kann regelrecht gären und sieht grasgrün, wäßrig, schleimig oder blutig aus. Wenn dieses Heilmittel angezeigt ist, handelt es sich immer um eine hartnäckige Übelkeit, bei der Erbrechen keine Erleichterung bringt. Wenn sich das Kind übergibt, kann es auch vorkommen, daß es Blut spuckt. Die Zunge ist nicht belegt, was bei derartigen Verdauungsbeschwerden recht ungewöhnlich ist. Außerdem hat das Kind keinen Durst.

Akuter Durchfall

Die fünf obengenannten Heilmittel (zur Behandlung von Lebensmittelvergiftungen und den Folgen übermäßigen Essens) sollten auch in Betracht gezogen werden, wenn Ihr Kind an akutem Durchfall leidet. Bei akutem Durchfall ist ein starker Wasserverlust das größte Risiko. Sie können immer dafür sorgen, daß diese Gefahr bei Ihrem Kind minimiert wird, indem Sie ihm ein entsprechendes Heilmittel aus der Apotheke geben. Wenn Sie es vorziehen, können Sie natürlich selbst eine Lösung aus Wasser, Honig oder Zucker zubereiten und eine kleine Menge Salz beimischen. Im allgemeinen wirken die homöopathischen Heilmittel jedoch schnell genug, so daß derartige Vorbeugemaßnahmen unnötig sind.

Podophyllum
Dies ist ein hervorragendes Heilmittel zur Behandlung von Durchfall, der bei heißem Sommerwetter einsetzt. Sehr starkes geräuschvolles Rumoren und Gurgeln ist aus dem Bauchraum zu vernehmen, bevor es zu Stuhlgang kommt. Frühmorgens ist der Durchfall stärker, aber sobald es Abend ist, tritt normalerweise eine deutliche Besserung ein. Der Stuhl ist grün, kalkig, schäumend, wäßrig, weiß oder weiß mit einem gelben Sediment. Der Stuhl ist außerdem immer übelriechend und schießt in großen Mengen heraus. Normalerweise ist das nicht mit Schmerzen verbunden, aber hinterher fühlt sich das Kind wund und entkräftet. Die Lebergegend ist geschwollen und wund, wobei Reiben jedoch Linderung bringt. Beim Verzehr von säurehaltigem Obst oder von Milch kommt es zu einer Verschlimmerung. Beim zahnenden Kind sind die Symptome ebenfalls intensiver. Das Gesicht kann gelblich oder gerötet sein. Das Kind ist wahrscheinlich sehr unruhig und rollte den Kopf von einer Seite zur anderen, oder es knirscht mit den Zähnen. Ebenso wie bei Chamomilla und

Ipecacuanha ist dieses Heilmittel in Betracht zu ziehen, wenn ein Baby beim Zahnen Durchfall bekommt (siehe Podophyllum, Abschnitt 29).

Dulcamara

Dieses Heilmittel ist zur Behandlung von Durchfall und Koliken geeignet, die auftreten, nachdem sich das Kind in naßkaltem Wetter aufgehalten hat – oder wenn es sich plötzlich abgekühlt hat, nachdem es erhitzt war. Auch wenn es bei plötzlichem Wetterwechsel zu Durchfall kommt, kann dieses Heilmittel das richtige sein. Besonders im Herbst, wenn es an einem wärmeren Tag am späten Nachmittag plötzlich kalt wird, ist Dulcamara in Erwägung zu ziehen. Der Stuhl ist schleimig und wäßrig und kann grün oder gelb aussehen. Im Bereich des Nabels hat das Kind krampfartige oder kolikartige Schmerzen. Nachts sind die Symptome meistens schlimmer.

Acidum phosphoricum

Dieses Heilmittel ist angezeigt, wenn der Durchfall zu einer außergewöhnlichen Schwäche führt, aber keine eigentlichen Schmerzen hervorruft. Acidum phosphoricum kann auch angezeigt sein, wenn der Durchfall schon einige Zeit anhält und es *nicht* zu einer Schwächung gekommen ist. Der Durchfall ist auf jeden Fall immer schmerzfrei, sehr wäßrig und selten übelriechend. Dieses Heilmittel ist in besonderem Maße angezeigt, wenn ein Kind sehr schnell gewachsen ist.

Aconitum

Dies ist eine weitere Arznei zur Behandlung von Durchfall, der bei heißem Wetter einsetzt (siehe Podophyllum). In diesem Fall gilt das besonders für Wetterverhältnisse, die dadurch gekennzeichnet sind, daß es tagsüber heiß und nachts kühl ist. Aufenthalte in trockener Kälte und Wind können ebenfalls Ursache eines solchen Durchfalls sein. Der Stuhl ist schleimig, grünlich, blutig, weiß oder wäßrig. Das Kind ist äußerst unruhig, durstig und ängstlich. Kolikartige Schmerzen zwingen es dazu, sich nach vorne zu beugen, was ihm jedoch keinerlei Erleichterung bringt.

Chamomilla

Chamomilla sollte sowohl bei Durchfallerkrankungen als auch bei Koliken in Betracht gezogen werden, die als Begleiterscheinung beim Zahnen auftreten (siehe Chamomilla, Abschnitt 29). Der Stuhl ist oft grün und sieht aus wie gehackter Spinat, oder er ist gelb. Er riecht nach faulen Eiern. Der Bauch ist häufig aufgetrieben, und die Schmerzen sind schneidend, wodurch das Kind dazu veranlaßt wird, sich vor Schmerz hin und her zu werfen. Die Bauchschmerzen werden durch Wärme besser, während die Zahn- und Gaumenschmerzen durch kalte Getränke gelindert werden. Das Kind hat Durst, aber auch Sabbern und ein vermehrter Speichelfluß sind zu beobachten. Was die Gemütsverfassung betrifft, ist ein Kind, das Chamomilla benötigt, äußerst wütend, unruhig und ungeduldig. Dieses Heilmittel sollte man unabhängig von der Ursache des Schmerzes immer dann in Erwägung ziehen, wenn die Schmerzen auch von Wut begleitet werden.

Bryonia

Dieses Heilmittel ist zur Behandlung von Durchfall geeignet, der bei heißem Wetter einsetzt, besonders dann, wenn das erhitzte Kind etwas Kaltes gegessen oder getrunken hat. Wenn es sich plötzlich abgekühlt hat, nachdem es erhitzt war, sind die Symptome stärker. Das Kind sitzt nach vorne gebeugt, denn die kolikartigen Schmerzen werden durch Druck besser. Bei der geringsten Bewegung werden sowohl der Durchfall selbst als auch die damit verbundenen Schmerzen schlimmer; auch morgens ist eine Verschlimmerung zu beobachten. Das Kind hat das Gefühl, ein Gewicht oder etwas sehr Schweres im Magen zu haben (vgl. Nux vomica). Außerdem sind Mund und Lippen überaus trocken. Das Kind hat sehr starken Durst und trinkt immer große Mengen auf einmal.

Koliken

Zur Behandlung von Koliken sollten Sie zusätzlich zu den im folgenden genannten Arzneimitteln auch Arsenicum album, Pulsatilla, Nux vomica, Aconitum, Podophyllum, Dulcamara, Chamomilla und Bryonia, die bereits oben (»Akuter Durchfall«) beschrieben worden sind, in Erwägung ziehen. Wenn keines dieser Heilmittel angezeigt ist oder wenn ein Heilmittel, das den Symptomen eigentlich genau entspricht, nicht hilft, sollten Sie Ihren Homöopathen hinzuziehen, und zwar unabhängig davon, ob Sie eine Kolik, einen Durchfall oder ein anderes Verdauungsproblem behandeln wollen. Sie sollten Ihren Homöopathen ebenfalls immer dann hinzuziehen, wenn einige Symptome hartnäckig werden, denn es gibt sehr viele homöopathischen Heilmittel, die für derartige Beschwerden zur Auswahl stehen. Außerdem könnte es möglich sein, daß andere Indikationen oder Komplikationen in Erwägung gezogen werden müssen. Bei einem Säugling kann zum Beispiel die Schwierigkeit auftreten, daß er Milch nur schwer verdauen kann, oder es kann beim Abstillen zu Verdauungsbeschwerden kommen. Unabhängig vom Alter des Betroffenen gibt es noch zahlreiche andere Störungen, deren Behandlung einem professionellen Homöopathen überlassen werden sollte.

Magnesium phosphoricum
Wenn Magnesium phosphoricum angezeigt ist, werden die Schmerzen immer durch Druck gelindert. Wärme führt ganz besonders zu einer Besserung, und auch Reiben sorgt für Erleich-

terung. Bei Koliken helfen immer warme Getränke. Man kann auch eine warme Hand oder eine Wärmflasche auf den Bauch legen. Das Kind möchte ganz gebeugt liegen, und Säuglinge neigen dazu, ihre Knie hochzuheben. Die Schmerzen sind krampfartig und schießend. Wenn Arsenicum album angezeigt ist, kommt es durch Wärme ebenfalls zu einer Besserung, aber die Schmerzen brennen mehr und sind nicht so krampfartig, wie wenn Magnesium phosphoricum angezeigt ist. Was Chamomilla betrifft, werden die Kolikschmerzen ebenfalls durch Wärme besser, aber der Chamomilla-Typ ist sehr wütend, während es sich im Fall von Magnesium phosphoricum um einen nervösen und angespannten Patienten mit Zuckungen handelt. Dieses Heilmittel wirkt immer am besten, wenn man es in etwas warmem Wasser auflöst.

Cocculus

Cocculus ist angezeigt, wenn sich die Kolikschmerzen so anfühlen, als sei der Bauch mit sich einander reibenden spitzen Steinen gefüllt. Außerdem ist der Bauch stark aufgetrieben. Die Symptome sind von großer Schwäche, insbesondere im Rücken und im Hals, begleitet. Dem Betroffenen geht es im allgemeinen bei Kälte schlechter. Wenn er ruhig auf einer Seite liegt, wird es besser. Auch ist eine Überempfindlichkeit gegenüber Lärm zu beobachten, und bei ruckartigen Bewegungen, bei Berührung und bei Bewegung im allgemeinen kommt es zu einer Verschlimmerung.

Colocynthis

Das wichtigste Symptom bei einer Kolik, für die Colocynthis das entsprechende Mittel ist, besteht darin, daß die Schmerzen durch Druck oder dadurch gelindert werden, daß sich das Kind in gebeugter Haltung befindet. Das Kind möchte sich etwas Hartes gegen den Bauch drücken, um sich Erleichterung zu verschaffen.

Ältere Kinder beugen sich häufig über eine Stuhllehne, damit der Bauch weniger schmerzt. Die Schmerzen werden außerdem durch Wärme gelindert, aber Druck ist weitaus wirkungsvoller. Dies ist dem Arzneimittelbild von Magnesium phosphoricum genau entgegengesetzt, wo die Kolik vor allem durch Wärme und zu einem etwas geringeren Grad durch Druck gelindert wird. Was die Gemütsverfassung betrifft, empfindet das Kind unterdrückten Zorn oder Ärger. Dies kann man oft nicht so einfach erkennen, besonders wenn es sich um einen Säugling handelt. Säuglinge können diese Symptome auch bekommen, wenn die Mutter Wut, Ärger, Entrüstung oder Verdruß unterdrückt. Wenn Chamomilla angezeigt ist, können einsetzende Koliksymptome auch von Wut begleitet sein, aber im Fall von Colocynthis sind die eigentlichen Symptome eher darauf zurückzuführen, daß Gefühle unterdrückt werden. Im Gegensatz zum Arzneimittelbild von Colocynthis bringt eine gebeugte Haltung oder fester Druck bei einer für Chamomilla typischen Kolik keine Erleichterung. Dafür kommt es hier zu einer größeren Aufgeblähtheit als bei der für Colocynthis typischen Kolik.

29. Zahnen, Zahnschmerzen und Abszesse auf dem Zahnfleisch

Zahnen

Zur Behandlung dieser Beschwerden sind hauptsächlich drei Erste-Hilfe-Mittel in Erwägung zu ziehen. Wenn Ihr Baby auf keines der Mittel anspricht oder wenn die Zähne langsam oder zu spät erscheinen, sollten Sie einen Homöopathen zu Rate ziehen, da eine tiefergehende Konstitutionsbehandlung dann erforderlich ist, um weitere Beschwerden zu verhindern.

Chamomilla
Dieses Heilmittel ist normalerweise zur Behandlung sehr wütender Babys angezeigt. Die Wut des Kindes richtet sich auf die Schmerzen, die durch das Zahnen verursacht werden. Die Schmerzen werden durch warme Getränke intensiviert und durch kalte gelindert. Wenn es etwas Warmes zu sich genommen hat, wird Ihr Baby hinterher unweigerlich verärgerter sein als nach dem Genuß von etwas Kaltem. Babys, die Chamomilla benötigen, können auch eine gerötete und eine blasse Wange haben, insbesondere wenn die Backenzähne kommen. Wenn das Baby Fieber hat, ist es eventuell auf einer Seite erhitzt und auf der anderen unterkühlt, oder es ist vorne kalt und am Rücken heiß bzw. umgekehrt. Es geht ihm immer besser, wenn es getragen wird und man mit ihm auf und ab geht. Wenn Sie dies tun, beruhigt es sich und hört auf zu schreien, aber sobald Sie nur den Versuch unternehmen, es abzusetzen, fängt es gleich wieder an zu schreien. Manchmal kann es vorkommen, daß es den Rücken streckt und sich in seiner Wut hin und her windet. Einem ruhigen, stillen Baby würde man niemals Chamomilla geben. Es ist immer nur dann angezeigt, wenn eine gewisse Reizbarkeit vorliegt. Koliken und Durchfall können als Begleiterscheinung beim Zahnen auftreten. Wenn dies der Fall ist, sollten Sie die Beschreibung zu Chamomilla in Abschnitt 28 ebenfalls lesen. Was die Potenz betrifft, sollten Sie mit Chamomilla C6 anfangen, wenn das Baby nur leicht verärgert ist, aber sofort auf eine C30-Potenz übergehen – die später vielleicht noch zusätzlich potenziert werden muß (siehe Seite 53) –, wenn das Kind richtig wütend wird. Meiner Erfahrung nach ist bei diesem Arzneimittel fast immer eine C30-Potenz angezeigt und sehr häufig auch eine C200-Potenz. Das Heilmittel wirkt innerhalb weniger Minuten, und die Eltern haben eine ruhige Nacht.

Magnesium phosphoricum
Das bei diesem Heilmittel vorliegende Arzneimittelbild ist dem von Chamomilla genau entgegengesetzt. Dem Baby geht es nämlich bei warmen Getränken besser und bei kalten schlechter. Die vom Zahnen verursachten Schmerzen können es zwar dazu bringen, laut aufzuschreien, aber es ist weder wütend noch gereizt, sondern angespannt und zuckt viel. Fangen Sie mit einer C6-Potenz an, und potenzieren Sie diese bei Bedarf zusätzlich. Dieses Heilmittel wirkt sehr gut, wenn Sie es in etwas warmem Wasser auflösen. Mitunter ist es erforderlich, auf eine C30-Potenz umzusteigen.

Podophyllum
Ziehen Sie dieses Heilmittel in Erwägung, wenn das Baby beim Zahnen ständig das Zahnfleisch aufeinanderpreßt. Wenn dieses Heilmittel angezeigt ist, kommt es außerdem während des Zahnens häufig zu großen und übelriechenden Stühlen (siehe Podophyllum, Abschnitt 28).

Koliken und/oder Durchfall während des Zahnens
Die in diesen Fällen am ehesten angezeigten Heilmittel sind Chamomilla, Podophyllum und Ipecacuanha. Sie sollten auch die entsprechenden Beschreibungen in Abschnitt 28 über Verdauungsstörungen lesen, um einen vollständigen Eindruck vom Verdauungsaspekt dieser drei Heilmittel zu gewinnen.

Zahnschmerzen und Abszesse am Zahnfleisch

Wenn Ihre Kinder dazu neigen, Abszesse oder Geschwüre im Mund zu bekommen, ist dies ein Zeichen dafür, daß sie eine tiefergehende Konstitutionsbehandlung benötigen, denn Geschwüre im Mund sind häufig ein Zeichen für Störungen im

Verdauungsbereich. In diesen Fällen sollten Sie einen professionellen Homöopathen hinzuziehen. Denken Sie auch daran, mit Ihrem Kind zum Zahnarzt zu gehen, wenn ihm ein bestimmter Zahn öfter Probleme bereitet. Es ist möglich, daß der Zahn gezogen werden muß.

Arnica
Dieses Heilmittel ist sehr nützlich bei Zahnschmerzen, die durch eine Verletzung des Zahns oder des Zahnfleischs hervorgerufen worden sind. Arnica beugt langfristigen Schäden vor. Geben Sie einen bis zwei Tage lang drei- bis viermal täglich Arnica C6, und beenden Sie die Mittelgabe, sobald die Schmerzen aufhören. Diese Arznei ist nützlich, wenn Ihre Kinder unter allgemeinem Unwohlsein und unter Schmerzen leiden, während sie sich an eine Zahnspange zur Regulierung des Gebisses gewöhnen. Das Heilmittel kann auch eingesetzt werden, wenn ein Zahn gezogen werden muß, da es die Schmerzen verringert, die durch den Eingriff entstehen können, und da es vorbeugend genommen starke Blutungen verhindert (siehe Arnica in Abschnitt 21 über chirurgische Eingriffe). Wenn man nach einer Zahnextraktion Calendula-Urtinktur unverdünnt aufträgt, hat dies eine hervorragende blutstillende Wirkung.

Hypericum
Benutzen Sie dieses Heilmittel bei sehr leicht auslösbaren Nervenschmerzen und bei Nervenverletzungen. Dabei werden die Schmerzen durch Berührung und Druck intensiviert. Dieses Heilmittel ist auch sehr hilfreich bei »Phantomschmerzen«, die nach einer Zahnextraktion auftreten können.

Ledum
Dieses Heilmittel ist dann sehr hilfreich, wenn man starke Schmerzen im Mund hat, die durch eine Betäubungsspritze ver-

ursacht worden sind (siehe auch das über Ledum Gesagte in Abschnitt 15 über Stichwunden).

Pyrogenium
Benutzen Sie dieses Heilmittel, wenn ein entzündeter Zahn oder ein Abszeß im Mund Schmerzen bereitet. Ein Fäulnisgeruch geht von der betroffenen Stelle aus. Das Trinken warmer Getränke sowie Wärme überhaupt bewirkt eine Verbesserung. Man hat einen fauligen Geschmack im Mund. Geben Sie eine C30-Potenz, und die Schmerzen werden rasch vergehen.

Belladonna
Geben Sie dieses Mittel, sobald ein Abszeß im Mund erscheint, und zwar *bevor* sich Eiter gebildet hat. Die betroffene Stelle ist sehr rot und geschwollen und »klopft«. Bei Berührung kommt es zu einer Verschlimmerung.

Hepar sulfuris
Hepar sulfuris ist angezeigt zur Behandlung von Abszessen im Mund, bevor oder gleich nachdem sich Eiter gebildet hat. Eine extreme Überempfindlichkeit gegenüber Berührungen, Kälte und Luft ist zu bemerken. Die Schmerzen sind klopfend und stechend. Der Abszeß ist stark entzündet, heiß und geschwollen. Es bildet sich nur wenig Eiter, aber dieser riecht wie alter Käse.

Was die Gemütsverfassung betrifft, ist das Kind reizbar, hektisch und heftig. Es geht ihm im allgemeinen bei nassem Wetter besser. Eine C30-Potenz wird oft benötigt, aber fangen Sie mit einer C6-Potenz an, und potenzieren Sie diese bei Bedarf zusätzlich (siehe Seite 53). Dies sollte eine sofortige Erleichterung zur Folge haben und zu einer Wiederaufnahme oder Abstoßung des Eiters führen, woraufhin auch die Schwellung zurückgeht.

Silicea
Verwenden Sie dieses Heilmittel bei Zahnfleischabszessen, wenn sich bereits Eiter gebildet hat. Die Schmerzen sind brennend, schneidend und pulsierend, und dem Betroffenen geht es im allgemeinen bei nassem Wetter schlechter und bei warmem, trockenem Wetter besser. Was die Gemütsverfassung betrifft, ist das Kind nicht im geringsten Maße aggressiv oder wütend wie etwa im Fall von Hepar sulfuris, sondern sehr viel sanfter und eventuell schüchtern oder sogar ohne Selbstvertrauen. Benutzen Sie in diesem Fall eine C30-Potenz, und der Eiter wird entweder abgestoßen oder rasch absorbiert.
Wichtige Anmerkung: Dieses Heilmittel treibt Fremdkörper aller Art aus dem Körper. Stellen Sie sicher, daß Sie niemandem Silicea geben, in dessen Körper sich ein Organtransplantat, ein Herzschrittmacher oder Bomben- und Metallsplitter befinden.

30. Kopfschmerzen

Sollte bei Ihrem Kind eine Neigung dazu bestehen, recht häufig Kopfschmerzen zu bekommen, ist dies fast immer Teil einer tieferliegenden chronischen Krankheit, welche die gesamte Person betrifft. Es ist sehr wichtig, daß Sie dies erkennen. Kopfschmerzen als ein Symptom einer chronischen Störung sind oft mit den verschiedensten Verdauungsproblemen wie zum Beispiel Verstopfung verbunden. Kopfschmerzen können natürlich auch Folge einer Kopfverletzung sein oder können dadurch hervorgerufen werden, daß Ihr Kind eine bestimmte Salbe zur Bekämpfung von Kopfhautproblemen benutzt hat. Als weitere mögliche Ursache wäre die Verwendung konventioneller Medikamente gegen Kopfläuse zu nennen. Wenn Sie eine Tochter im Pubertätsalter haben, können die Kopfschmerzen mit Menstruationsbeschwerden in Zusammenhang stehen. Die Beschwerden können auch durch eine Nasen-Nebenhöhlen-Entzündung oder durch Schnupfen hervorgerufen werden. Dies sind nur einige Beispiele für die zahlreichen chronischen Störungen, bei denen eine professionelle homöopathische Behandlung Ihres Kindes zu empfehlen ist. So kann der Neigung, häufig akute Kopfschmerzen zu bekommen, entgegengewirkt und der Entstehung weiterer Störungen vorgebeugt werden. Zur Selbstbehandlung der akuten Kopfschmerzen Ihres Kindes steht eine sehr große Zahl von Heilmitteln zur Auswahl, weshalb hier nur die Mittel angeführt werden, die am häufigsten angezeigt sind. Sie sollten sich bei der Mittelwahl vor Augen halten, daß akute Kopfschmerzen eine Begleiterscheinung einer der akuten Kinderkrankheiten sowie einer fieberhaften Erkrankung, einer Erkältung oder von Ohrenschmerzen sein können. Wenn dies der Fall ist, sollten Sie auch die jeweiligen Abschnitte über die entsprechenden Beschwerden im Zusammenhang hiermit berücksichtigen.

Aconitum

Kopfschmerzen, bei denen Aconitum angezeigt ist, sind heftig und klopfend und setzen sehr plötzlich ein, ähnlich wie im Fall von Belladonna. Die Schmerzen sind etwa um neun Uhr abends oder nachts am schlimmsten. In einem warmen Zimmer geht es dem Kind schlechter. An der frischen Luft und wenn es aufgedeckt ist, geht es ihm dagegen besser. Das Kind hat eventuell das Gefühl, als läge ein heißer Ring um seinen Kopf, und der Kopf selbst ist heiß und brennt. Es hat Durst auf kalte Getränke. Was die Gemütsverfassung betrifft, ist es sehr ängstlich, nervös und unruhig. Wie auch bei anderen Anwendungsbereichen von Aconitum ist dieses Heilmittel in der Anfangsphase angezeigt. Die Symptome können auftreten, nachdem man trockener Kälte und Wind ausgesetzt war oder nach einem Schreck. Aconitum ist bei Kopfschmerzen von großem Nutzen, die als Begleiterscheinung während des Anfangsstadiums einer Erkältung, einer fieberhaften Erkrankung sowie bei Einsetzen von Husten, Ohrenschmerzen, Masern und Röteln auftreten. Lesen Sie deshalb auch die jeweiligen Abschnitte, wenn dies auf Ihren Fall zutrifft.

Cimicifuga
Dieses Kopfschmerzmittel ist angezeigt, wenn Schmerzen zu behandeln sind, die besonders von innen nach außen zu pressen scheinen. Das Kind hat das Gefühl, als wäre sein Gehirn zu groß für seinen Kopf und als wollte die Schädeldecke abheben. Der Druck kann auch auf die Augen ausstrahlen und dort zu Schmerzen führen, oder er zieht bis zum Hals und mit schießenden Schmerzen bis zur Wirbelsäule. Das Kind fühlt sich besser, wenn es warm eingepackt ist, aber es ist auch gern an der frischen Luft. Es zittert und zuckt am ganzen Körper. Außerdem ist ihm übel, und es fühlt sich bedrückt.

Belladonna
Kopfschmerzen, zu deren Behandlung Belladonna angezeigt ist, setzen sehr plötzlich ein und können ebenso schnell wieder verschwinden. Dem Kind geht es immer besser, wenn es nicht horizontal im Bett liegt, sondern auf Kissen gestützt sitzen kann. Es wird normalerweise als Linderung empfunden, wenn der Kopf an etwas angelehnt sein kann. Die Kopfhaut ist sehr empfindlich, und bei Berührung kommt es zu einer Verschlimmerung. Das Kind möchte, daß Türen und Fenster geschlossen sind, da es ihm bei Zugluft schlechtergeht. Außerdem möchte es, daß der Raum verdunkelt und die Vorhänge zugezogen werden, da Licht Augenschmerzen verursacht. Die Pupillen sind normalerweise erweitert. Die eigentlichen Schmerzen sind klopfend und pulsierend und kommen oft in Wellen. Das Gesicht ist normalerweise gerötet und heiß. Kopfschmerzen, bei denen Belladonna angezeigt ist, fangen oft um drei Uhr nachts oder um drei Uhr nachmittags an oder intensivieren sich zu diesen Uhrzeiten. Das Kind

hat normalerweise Durst auf kaltes Wasser oder Zitronenlimonade. Die Schmerzen werden bei Bewegung schlimmer und sind häufig auf der rechten Seite stärker. Wenn der Kopf nach hinten gebeugt wird, kommt es oft zu einer Linderung. Es gibt viele Ursachen für diese Art von Kopfschmerzen, insbesondere jedoch intensive Sonnenbestrahlung (siehe Abschnitt 31 über Sonnenstich) und Aufenthalt in naßkalter Witterung. Auch frisch gewaschene oder frisch geschnittene Haare gehören zu den Auslösern. Diese Kopfschmerzen treten oft als Begleiterscheinung von Fieber, Husten, Erkältungen und Halsschmerzen sowie von Mumps, Masern oder Kinderlähmung auf, weshalb Sie die entsprechenden Abschnitte in diesem Buch ebenfalls lesen sollten. Was die Gemütsverfassung des Kindes betrifft, kann es unruhig, reizbar, mürrisch oder sogar streitsüchtig sein.

Bryonia
Bei diesen Kopfschmerzen kommt es fast immer bei der geringsten Bewegung oder beim geringsten Stoß zu einer Verschlimmerung, während fester Druck die Beschwerden lindert. Bei sanfter Berührung reagiert das Kind jedoch äußerst ungehalten. Wenn Sie feststellen, daß Ihr Kind so still wie möglich sitzt und sich den Kopf hält, sollten Sie dieses Heilmittel in Erwägung ziehen. Das Kind hat Durst und trinkt große Mengen auf einmal. Die Schmerzen können drückend, stechend, schwer oder berstend sein und dadurch ausgelöst werden, daß man sich plötzlich abgekühlt hat, nachdem man überhitzt war. Diese Kopfschmerzen können als Begleiterscheinung von Fieber, Husten, Erkältungen, Verstopfung, Mumps und Masern auftreten (besonders wenn sich der Ausschlag nur sehr langsam entwickelt oder unterdrückt worden ist).

Gelsemium
Diese Kopfschmerzen setzen häufig nach intensiver Sonnenbestrahlung ein (siehe Abschnitt 31 über Sonnenstich) oder als Begleiterscheinung von Fieber, Erkältungen, Masern oder Kinderlähmung (siehe die entsprechenden Abschnitte). Das Kind zittert normalerweise und fühlt sich außergewöhnlich schwach. Am unteren Hinterkopf sind die Schmerzen meistens am schlimmsten. Im allgemeinen hat das Kind keinen Durst, und wenn die Kopfschmerzen langsam besser werden, muß es sehr häufig Wasser lassen. Am bequemsten wird es empfunden, mit dem Kopf aufrecht auf Kissen gestützt zu sitzen. Das Gesicht kann blaß und gelegentlich auch dunkelrot sein. Die Schmerzen können durch Sehstörungen, wie sie bei Migräne üblich sind, eingeleitet werden. Diese Sehstörungen lassen jedoch nach, sobald die Kopfschmerzen stärker geworden sind. Dies ist übrigens nicht das einzige Heilmittel zur Behandlung von Migräne; Hunderte Mittel stehen dafür zur Verfügung, und es sei nochmals darauf hingewiesen, *daß ein Heilmittel mit der Gesamtheit des Beschwerdenbildes des Patienten übereinstimmen muß*, um homöopathisch zu sein und zur Heilung führen zu können. (Was die Behandlung von Migräne betrifft, sollten Sie sich an einen professionellen Homöopathen wenden.)

Kalium bichromicum
Dieses Heilmittel ist ebenso wie Pulsatilla besonders bei Kopfschmerzen angezeigt, die durch Nasen-Nebenhöhlen-Probleme oder durch Schnupfen hervorgerufen worden sind. Der Unterschied besteht darin, daß die Schmerzen bei Kalium bichromicum sehr stechend und eindringlich sind, jedoch nur eine kleine Stelle des Kopfes betreffen, die mit der Spitze eines Fingers bedeckt werden kann. Ähnlich wie bei Gelsemium können Sehstörungen auftreten, die jedoch nachlassen, sobald die Kopfschmerzen stärker werden. Kopfschmerzen, zu deren Behandlung Kalium bi-

chromicum angezeigt ist, werden durch Wärme und durch Druck gelindert.

Nux vomica

Diese Kopfschmerzen treten oft als Begleiterscheinung nach übermäßigem Essen, bei Durchfall, Kater oder einer Erkältung auf. Der Kopf scheint größer zu sein als sonst, die Kopfhaut ist sehr empfindlich, und das Kind fühlt sich besser, wenn es den Kopf an etwas anlehnen kann (vgl. Belladonna). Die Schmerzen fühlen sich an, als sei man geschlagen worden; sie sind berstend, eindringlich oder drückend und werden gelindert, wenn das Kind in Ruhe gelassen wird, es sich hinlegen kann und zugedeckt in einem warmen Zimmer liegt. Bei Lärm kommt es zu einer Verschlimmerung. Was die Gemütsverfassung betrifft, ist das Kind äußerst reizbar und überempfindlich.

Phosphorus

Obwohl bei Phosphorus im allgemeinen Wärme eine positive und Kälte eine negative Wirkung hat, werden die Kopfschmerzen, für deren Behandlung dieses Heilmittel angezeigt ist, durch Wärme verstärkt und durch Kälte gelindert. Auch bei Lärm, Licht, im Liegen und bei Bewegung kommt es zu einer Verschlimmerung, während es im Sitzen, beim Essen und beim Schlafen zu einer Verbesserung kommt. Das Kind klagt vielleicht über das seltsame Gefühl, daß Blasen am Hinterkopf aufsteigen. Abends geht es ihm im allgemeinen schlechter. Das Kind ist am ganzen Körper in Unruhe, obwohl die eigentlichen Kopfschmerzen durch Bewegung intensiviert werden. Phosphorus ist eines der Heilmittel, die besonders bei Kindern angezeigt sind, die eine Phase schnellen Wachstums hinter sich haben, sowie zur Behandlung von Hungerkopfschmerzen bei Kindern, die auch halbseitig über einem Auge Schmerzen haben. Einem Kind, das Phosphorus braucht, geht es schlechter, wenn es allein ist. Es ist eher extrovertiert und mag die Gesellschaft von Menschen, wobei es auch sehr exaltiert ist.

Pulsatilla
Kopfschmerzen, zu deren Behandlung Pulsatilla angezeigt ist, können insbesondere als Begleiterscheinung von Mumps, Masern, Röteln, Verdauungsstörungen nach übermäßigem Essen (vgl. die entsprechenden Abschnitte) auftreten oder aufgrund von Nasen-Nebenhöhlen-Problemen und Sekretstau nach einer Erkältung. Das Kind hat selten Durst, fühlt sich an der frischen Luft besser und in warmen Räumen schlechter. Abends kommt es zu einer Verschlimmerung; Gesellschaft und Aufmerksamkeit bewirken eine Verbesserung. Es kommt auch zu einer Linderung, wenn das Kind mit dem Kopf auf Kissen gestützt liegen kann oder wenn es ein wenig umhergeht. Die Symptome können sehr veränderlich sein, sowohl was die Art der Schmerzen als auch was ihren Ort betrifft.

31. Sonnenstich

Es gibt drei Hauptmittel, die bei der Behandlung eines Sonnenstichs zu berücksichtigen sind. Es ist natürlich sehr viel besser, einen Sonnenstich von vornherein zu vermeiden, zumal wir uns nun des Hautkrebsrisikos, das mit übermäßiger Sonnenbestrahlung in Zusammenhang steht, bewußter sind. Wenn Ihr Kind einen Sonnenbrand hat, sollten Sie auch die Beschreibungen zu den Arzneien Urtica urens und Cantharis in Abschnitt 19 über Verbrennungen lesen. Bei Sonnenbrand wird im Normalfall Urtica urens verwendet. Handelt es sich jedoch um einen schweren Sonnenbrand mit Blasenbildung, ist eher Cantharis angezeigt. Zur Behandlung eines Sonnenstichs werden die Mittel Belladonna, Glonoinum und Gelsemium empfohlen.

Die Hauptsymptome eines Sonnenstichs bestehen darin, daß die Körpertemperatur auf über 39 Grad Celsius ansteigt (häufig sogar noch höher), der Betroffene aufhört zu schwitzen und unter Schwindel, Übelkeit, Schwäche und Kopfschmerzen leidet. In schweren Fällen kann es zu Verwirrung, Delirium und Koma kommen. Auch Erbrechen, Krampfanfälle, erhöhter Blutdruck, schneller Puls und eine erhöhte Atemfrequenz können auftreten.

Belladonna
Das Kind leidet unter pulsierenden, klopfenden und berstenden Kopfschmerzen. Es geht ihm schlechter, wenn es flach liegt, und besser, wenn es auf Kissen gestützt aufrecht sitzt. Das Schwindelgefühl und die Kopfschmerzen werden in gebeugter Haltung und durch Bewegung verstärkt. Auch bei Berührung, Zugluft und wenn es aufgedeckt liegt, kommt es (im Gegensatz zu Glonoinum) zu einer Verschlimmerung der Symptome. Die Pupillen sind erweitert. Das Gesicht ist heiß und gerötet, und die Gesichtshaut ist trocken. Gemäß dem Arzneimittelbild von Belladonna kommt es häufig zu einer Verbesserung, wenn man den Kopf nach hinten beugt. Die Schmerzen können an- und abschwellen. In schweren Fällen kann es zum Delirium und zur Bewußtlosigkeit, zu Zuckungen, Spasmen und Krampfanfällen kommen. Wenn ein Delirium eintritt und der Betroffene sehr viel Energie in seiner Krankheit verbraucht, sollten Sie mit Belladonna C30 beginnen und bei Bedarf zusätzlich potenzieren (siehe Seite 53). Eventuell müssen Sie auch eine C200-Potenz verabreichen. Ansonsten beginnen Sie mit Belladonna C6, was für die Gesamtdauer der Behandlung durchaus genügen kann.

Glonoinum
Wenn dieses Heilmittel angezeigt ist, leidet das Kind unter bestehenden, klopfenden und hämmernden Kopfschmerzen. Die Schmerzen kommen in Wellen, und das Kind hat das Gefühl, als

dehnte sich der Kopf abwechselnd aus und zöge sich wieder zusammen oder als schnellte er einmal nach hinten und einmal nach vorne. Das Kind fühlt sich besser, wenn es auf Kissen gestützt aufrecht sitzt. Bei Bewegung, Berührung und in der Sonne werden die Symptome schlimmer. Das Gesicht ist gerötet oder eventuell bläulich, kann aber auch blaß sein, wenn sich das Kind erbrechen muß, was jedoch die Übelkeit lindert. Im Gegensatz zu Belladonna geht es dem Kind an der frischen Luft und wenn es aufgedeckt ist, besser, und es geht ihm schlechter, wenn es den Kopf nach hinten beugt. Das Kind sitzt mit den Ellbogen auf den Knien gestützt und hält den Kopf so still wie möglich. Herzklopfen und Puls sind im ganzen Körper wahrnehmbar.

Gelsemium
Im Vergleich zu Belladonna oder Glonoinum ist dieses Heilmittel zur Behandlung eines weitaus weniger akuten Sonnenstichs angezeigt. Das Fieber ist nicht so hoch, und die klopfenden Schmerzen sind entweder weniger intensiv oder gar nicht vorhanden. Das Kind fühlt sich besser, wenn es auf Kissen gestützt aufrecht sitzt und den Kopf aufrecht halten kann. Wasserlassen wird als Erleichterung empfunden. Oft ist ein starkes Zittern und Schütteln im ganzen Körper wahrnehmbar. Außerdem ist das Kind sehr schwach. Das Gesicht ist blaß oder dunkelrot, aber nicht glühendrot wie bei Belladonna oder bläulichrot wie bei Glonoinum. Durst ist normalerweise nicht vorhanden.

32. Prüfungsangst

Die in diesem Abschnitt genannten Heilmittel sind nur zur Behandlung von *vorübergehender* Prüfungsangst und Lampenfieber geeignet, etwa bei Nervosität vor wichtigen Klassenarbeiten, vor den Prüfungen zur mittleren Reife oder zum Abitur oder bei

Lampenfieber vor einem größeren Ereignis wie einer Schulaufführung oder vor einem öffentlichen Auftritt in einer Schulversammlung. (Erwachsene finden diese Mittel sehr nützlich, wenn sie vor einer Rede oder vor wichtigen Sitzungen nervös sind.) Sie sollten jedoch einen professionellen Homöopathen zur Behandlung von *langfristiger* Angst, Nervosität und Furchtsamkeit zu Rate ziehen. Wenn Ihr Kind ein solches Problem hat, kann die Homöopathie sehr große Dienste leisten und das Befinden Ihres Kindes und seine Entwicklung auf positive Weise entscheidend beeinflussen.

Gelsemium
Verabreichen Sie dieses Heilmittel bei vorübergehender Nervosität, etwa vor einer Prüfung oder Aufführung. Die Symptome, die darauf hinweisen, daß Gelsemium angezeigt ist, umfassen hauptsächlich Schütteln, Zittern und einen Mangel an muskulärer Koordination. Die Beine zittern so sehr, daß das Kind kaum gerade stehen kann. Auch die Handschrift wird durch seine zittrigen Hände stark beeinträchtigt. Das Kind leidet außerdem unter einer Art geistigen Blackouts, so daß all sein Wissen verloren zu sein scheint.
Wenn Sie sicher sind, daß Ihr Kind dieses Heilmittel benötigen wird, geben Sie ihm am besten am Tag der Prüfung morgens beim Aufstehen eine Dosis und eine weitere unmittelbar vor der Prüfung. Normalerweise sollten während der Prüfung keine weiteren Einnahmen mehr vonnöten sein. Wenn die Symptome jedoch hartnäckig sind, können weitere Einnahmen erforderlich werden.
Benutzen Sie dieses Heilmittel zuerst in einer C12-Potenz. Gelegentlich braucht man auch eine C30-Potenz.

Argentum nitricum
Dieses Heilmittel ist ebenfalls nur für die Behandlung von *vorübergehender* Nervosität vor einem bestimmten Ereignis angezeigt. Die Hauptsymptome sind häufiges Wasserlassen und/oder Durchfall vor der Prüfung. Zittern kann ebenfalls zu beobachten sein, aber das häufige Wasserlassen bzw. der Durchfall sind deutlichere Symptome. Das Kind ist sehr erregbar, und auch hier liegt ein geistiger Blackout vor, so daß es nichts mehr von dem Gelernten weiß. Befolgen Sie dieselben Dosierungsempfehlungen, die oben bei Gelsemium beschrieben sind.

Notfalltropfen (Rescue Remedy) mit Mimulus
Dies ist eine Mischung aus der Bachblütentherapie, die am besten als flüssige Arznei eingenommen wird. Bachblüten werden nicht in verschiedenen Potenzen hergestellt. Die Notfalltropfen helfen bei allgemeiner Angst und Panik, während Mimulus bei Ängsten vor bestimmten, benennbaren Dingen hilft. Diese Mischung ist wahrscheinlich am ehesten zu empfehlen, wenn die Symptome Ihres Kindes weder mit dem Arzneimittelbild von Gelsemium noch mit dem von Argentum nitricum übereinstimmen.
Geben Sie dreimal täglich zwei bis drei Tropfen, und zwar am besten in etwas Wasser, wobei Sie einige Tage vor der Prüfung beginnen sollten. Am Tag der Prüfung kann die Mischung so oft eingenommen werden wie nötig. Am besten ist es, während der Prüfung gar nicht mehr an das Mittel zu denken, sofern dies möglich ist. Es sollte nur dann weiter eingenommen werden (während der eigentlichen Prüfung direkt auf die Zunge tropfen), wenn die Symptome besonders schlimm sind, was dann jedoch wahrscheinlich nicht mehr nötig sein wird.

33. Reisekrankheit und lange Reisen

Kinder wachsen normalerweise irgendwann aus der Reisekrankheitsphase heraus. Eines der drei folgenden Heilmittel ist jedoch auf jeden Fall nützlich, wenn die akuten Symptome behandelt werden sollen. Gemäß der Arzneimittelbilder aller drei Heilmittel bewirkt die Bewegung des Autos, des Schiffes, des Busses oder des Flugzeuges eine Verschlimmerung. Wenn Reisekrankheit ein Dauerproblem sein sollte, ist es angeraten, das Kind einer Konstitutionsbehandlung bei einem professionellen Homöopathen unterziehen zu lassen, damit es zukünftig erst gar nicht mehr zur Reisekrankheit kommt.

Tabacum
Die Hauptsymptome, die darauf hinweisen, daß Tabacum angezeigt ist, bestehen darin, daß sich das Kind warm einhüllt, aber den Kopf aus dem Autofenster hält, um frische Luft zu bekommen. Wenn dieses Heilmittel angezeigt ist, wirkt frische Luft lindernd und beugt außerdem im Normalfall gegen Erbrechen vor. Das Kind möchte darüber hinaus die Augen geschlossen halten, damit es keine sich bewegenden Objekte sehen muß. Auf einer Schiffsreise will das Kind unabhängig von der Wetterlage auf dem Deck sein (jedoch warm angezogen), denn es braucht unbedingt frische Luft. Es ist möglicherweise mit kaltem Schweiß bedeckt und sieht sehr blaß und erschöpft aus. Es ist vielleicht auch bedrückt und weinerlich oder sehr erregbar, mitteilungsbedürftig und unruhig.

Cocculus
Ein Kind, das Cocculus benötigt, will keine frische Luft, sondern möchte im geschlossenen Raum sein und sich überhaupt nicht bewegen. Wenn das Kind aufgrund von Schlafmangel müde ist, kommt es zu einer Verschlimmerung der Symptome. Bei einer

Schiffsreise legt sich das Kind möglicherweise auf eine Bank, die der Wand zugekehrt ist, und wagt nicht, sich auch nur einen Millimeter zu bewegen. Es geht ihm besser, wenn es sitzt oder ganz still liegt. Wenn es kniet, sich bückt oder sich vorbeugt, werden die Symptome jedoch schlimmer. Auch bei extremer Wärme oder Kälte verstärken sich die Symptome. Lärm führt zu einer besonders starken Verschlimmerung. Bei Schlafmangel geht es dem Kind ebenfalls schlechter. Wenn keine deutlichen Zeichen zu beobachten sind, die entweder auf Tabacum oder Cocculus hinweisen, ist Cocculus vor allem bei Seekrankheit häufiger angezeigt.

Petroleum
Ein Symptom, das als Anhaltspunkt für die Verwendung von Petroleum gewertet werden kann, ist etwa, daß sich das Kind beim Geruch von Benzin schlechter fühlt, keine frische Luft möchte und trockenes Wetter und Wärme bevorzugt. Außerdem ist das Kind sehr viel gereizter, als dies der Fall wäre, wenn eines der beiden anderen Heilmittel zur Anwendung käme.

Dosierung

Man könnte dazu neigen, alle drei Heilmittel als Mischung einzunehmen. Obwohl diese Mischung bis zu einem bestimmten Grad wirken würde, ist die Wirksamkeit der richtigen Einzelarznei ohne Zugabe anderer Mittel immer intensiver. Das einzelne Mittel entfaltet seine Wirkung außerdem sehr viel schneller, so daß nur sehr wenige Gaben erforderlich sind (sehr oft genügt schon eine einzige Einnahme). Geben Sie das Heilmittel, sobald die Symptome einsetzen, und verabreichen Sie weitere Gaben, wenn die Symptome wiederkehren. Es ist ziemlich unwahrscheinlich, daß eine höhere Potenz als C6 benötigt wird.

Lange Reisen und Zeitumstellung nach einem Langstreckenflug

Lange Reisen können sehr anstrengend sein, besonders für kleine Kinder, denn sie ermüden schnell und sind dann sehr reizbar. Man kann diese Probleme zu einem Großteil vermeiden, indem man dem Kind ab Beginn der Reise alle vier Stunden Arnica C6 gibt, bis der Zielort erreicht ist. Arnica leistet besonders gute Dienste für Familien, die längere Wartezeiten auf dem Flughafen verbringen müssen, weil zum Beispiel ein Flug verschoben worden ist und sich die Reise verzögert. Während des Flugs sollten Sie dafür sorgen, daß Ihr Kind reichlich Flüssigkeit zu sich nimmt, damit der Körper nicht zuviel Wasser verliert, einer der Hauptgründe, warum viele Menschen bei Flügen sehr müde werden (Erwachsene sollten dann keinen Alkohol trinken). Sie werden feststellen, daß Ihr Kind dann kaum oder gar nicht an der Zeitumstellung (Jetlag) leidet und weniger mürrisch ist.

34. Würmer

Das folgende Heilmittel ist angezeigt, wenn das Kind Rund-, Faden-, Madenwürmer oder Ascaris lumbricoides (Spulwürmer) hat. Obwohl es keinen Grund gibt, warum Sie Ihr Kind in diesen Fällen nicht selbst behandeln sollten, ist es empfehlenswert, sich an einen professionellen Homöopathen zu wenden, wenn nur eine leichte Verbesserung oder nur eine kurzfristige Linderung erfolgt. Dies ist dann nämlich darauf zurückzuführen, daß das Problem eher chronischer Art ist und eine Konstitutionstherapie erforderlich ist, um eine bestehende Neigung, überhaupt Würmer zu bekommen, behandeln zu können.
Was die Behandlung von Bandwürmern betrifft, ist es meiner Meinung nach besser, einen Homöopathen hinzuzuziehen.

Cina
Dies ist das Hauptmittel, das es bei der Behandlung von Würmern zu berücksichtigen gilt. Wenn ein Kind Cina benötigt, neigt es dazu, sich viel an die Nase zu fassen und darin zu bohren. Möglicherweise knirscht es im Schlaf mit den Zähnen und kann so verärgert sein wie ein Kind, das Chamomilla benötigt (siehe Abschnitt 29 über Zahnen). Das Kind kann abwechselnd sehr rote Wangen und ein blasses Gesicht mit dunklen Rändern unter den Augen haben. Es ist auch möglich, daß es ein rotes Gesicht hat, um Mund und Nase jedoch sehr blaß ist. (Bei Chamomilla ist eine Seite gerötet und heiß, während die andere Seite blaß ist.) Möglicherweise verspürt es einen Heißhunger und hat im nächsten Augenblick auf überhaupt nichts Appetit.
Geben Sie bis zu vier Tage lang dreimal täglich Cina C6, und denken Sie daran, mit der Mittelgabe aufzuhören, bevor die vier Tage abgelaufen sind, sollte sich vorher eine Besserung einstellen (was häufig der Fall ist). Manchmal erscheint es so, als würden die Symptome nach der Einnahme sogar noch schlimmer. Dies ist jedoch nur darauf zurückzuführen, daß der Körper die Würmer jetzt abstößt. Wenn dieser Fall eintritt, verwenden Sie äußerlich Vaseline, um Wundsein zu verhindern.

35. Kopfläuse

Im Laufe der Jahre scheinen die Kopfläuse gegenüber den herkömmlichen Shampoos und Lotionen zur Behandlung eines derartigen Befalls resistent geworden zu sein, so daß die Medikamente entsprechend verstärkt werden mußten, damit sie die Kopfläuse überhaupt noch bekämpfen können. Meiner Erfahrung nach bekommen manche Kinder von diesen starken Mitteln sehr heftige Kopfschmerzen. Diese können so intensiv sein, daß das Kind mit seinem Kopf gegen die Wand stößt, um sich Erleichterung zu verschaffen. Dabei ist es sowieso völlig unnötig, automatisch auf eines dieser Mittel zurückzugreifen. Kinder bekommen nur dann Läuse, wenn sie dafür anfällig sein – ein Prinzip, das für fast jede Krankheit gilt.

Nach einem Forschungsbericht der Abteilung für die Verhinderung chronischer Krankheiten am Gesundheitsministerium von Missouri über den Zusammenhang zwischen Pestiziden und Gehirnkrebs ist dem Bericht zufolge ein »signifikanter positiver Zusammenhang« zwischen dem Auftreten von Gehirntumoren bei Kindern und dem Kontakt mit Lindan, Carbaryl, Dichlorvos und Diazinon festzustellen. Bei diesen Substanzen handelt es sich um in Insektiziden enthaltene Wirkstoffe, die zur Bekämpfung von Kopfläusen (sowie zur Bekämpfung von Insekten und Schädlingen in Haus und Garten) eingesetzt werden.

Man kann Kopfläuse bei Kindern unter Kontrolle bekommen, indem man eine Lotion aus einem Teil Staphisagria-Urtinktur auf vier Teile Wasser herstellt und diese Mischung auf die Kopfhaut gibt und an der Luft trocknen läßt. Bei manchen Kindern muß man die Behandlung anfangs möglicherweise sehr häufig wiederholen. Sollten die Kopfläuse trotzdem zurückkehren, heißt dies, daß Ihr Kind zusätzlich mit homöopathischen Heilmitteln innerlich behandelt werden sollte, um seiner Anfälligkeit gegenüber Läusen ein Ende zu bereiten. Sie sollten deshalb einen professionellen Homöopathen zu Rate ziehen.

IV Die akuten Kinderkrankheiten

Mit dem Ausdruck »akute« oder »klassische« Kinderkrankheiten« sind Mumps, Masern, Windpocken usw. gemeint, unabhängig vom Alter der daran Erkrankten. Die im folgenden beschriebenen Behandlungsmethoden können deshalb auch bei Erwachsenen angewendet werden.
Man ist sich heute der möglichen langfristigen Schädigungen, die durch Schutzimpfungen am Immunsystem hervorgerufen werden können, bewußter als noch vor einigen Jahren. In Abschnitt 36 werden einige der mit Impfungen verbundenen Nachteile und Gefahren angesprochen. Eltern, die sich mit diesem Thema verstärkt auseinandersetzen möchten, wird empfohlen, nähere Informationen aus der einschlägigen Literatur zu beziehen. Die darauffolgenden Abschnitte sind jeweils einer akuten Kinderkrankheit sowie den dafür in Frage kommenden Behandlungsmöglichkeiten und Vorbeugemaßnahmen gewidmet. Dies sollte Ihnen die Entscheidung erleichtern, ob Sie Ihre Kinder impfen lassen möchten oder nicht.
Außerdem sollten Sie damit ausreichende Kenntnisse vermittelt bekommen, um Ihre Kinder selbst behandeln zu können. Krankheiten, deren Diagnose und Therapie Sie besser einem erfahrenen homöopathischen Arzt überlassen sollten, sind entsprechend gekennzeichnet.

Grundsätzliches zu Dosierung und Potenzwahl

Sofern keine gesonderten Angaben zur Potenzwahl in bestimmten Situationen gemacht worden sind, folgen Sie während des ganzen Kapitels den Empfehlungen zur Dosierung, Potenzwahl und Einnahmehäufigkeit in Abschnitt 10.

36. Schutzimpfungen

Laien, die zum erstenmal vom Ähnlichkeitsgesetz der homöopathischen Medizin hören, nehmen manchmal an, dies sei mit dem Prinzip der Schutzimpfungen vergleichbar. Das ist jedoch ganz und gar nicht der Fall; denn wenn man eine Impfung gegen eine bestimmte Krankheit vornimmt, wird eine mit der Krankheit identische Substanz verabreicht, wobei – im Unterschied zum homöopathischen Prinzip – die Einmaligkeit des Individuums jedoch überhaupt nicht berücksichtigt wird. In der Homöopathie wird ein Heilmittel außerdem in potenzierter Form gegeben, das heißt als eine Energie, die sanft und unschädlich ist und die im Gegensatz zum Impfstoff keine materielle Fremdsubstanz oder ein Krankheitsprodukt ist, das direkt in den Blutkreislauf gepumpt wird.
Es liegen nun Beweise vor, die zeigen, daß die mit Statistiken begründete Behauptung, Schutzimpfungen hätten bei der Ausrottung bestimmter Krankheiten geholfen, nicht uneingeschränkt richtig ist. Die Häufigkeit dieser Krankheiten ging sowieso gerade drastisch zurück, als die Impfprogramme eingeführt wurden, so daß die Statistik nur eine Fortsetzung dieser bereits bestehenden Tendenz zu erkennen gibt. Zugleich wurden Reformen im Bereich der öffentlichen Gesundheit durchgesetzt, die zu Verbesserungen der Wasserqualität, der Sanitäreinrichtungen und allgemeinen Wohnverhältnisse sowie zu einer ausgewogeneren Ernährung führten. Aufgrund dieser Veränderungen wurde die Widerstandsfähigkeit der Menschen gegenüber den Infektionskrankheiten erhöht, die Häufigkeit und die Schwere dieser Krankheiten wurden reduziert. Die Häufigkeit von Scharlach,

wofür noch kein wirksamer Impfstoff entwickelt wurde, ist ganz von allein gesunken, und die Krankheit ist nun beinahe ausgestorben. Da derselbe Trend auch bei den anderen Infektionskrankheiten bereits vor Einführung der Impfprogramme zu verzeichnen war, haben wir jeden Anlaß zu der Annahme, daß auch diese Krankheiten allmählich von selbst ausgestorben wären. Die Tatsache, daß die Häufigkeit einiger dieser Krankheiten von Jahr zu Jahr abnimmt, kann wie im Fall von Scharlach mit großer Wahrscheinlichkeit auf eine natürliche Abnahme dieser Krankheiten und auf eine natürliche Immunität anstatt auf die Schutzimpfungen zurückgeführt werden. Es gibt zuverlässige Statistiken, die beweisen, daß diese Krankheiten bei geimpften Menschen genauso häufig und manchmal sogar noch häufiger vorkommen als bei nichtgeimpften. Die Tatsache, daß die verwendeten Impfstoffe nur für eine vorübergehende Immunität sorgen, ist ganz besonders besorgniserregend, denn alle diese sogenannten Kinderkrankheiten sind sehr viel schwerer, wenn man sie erst im Erwachsenenalter bekommt.

Es liegen auch Zahlen vor, die zu erkennen geben, daß Immunisierungen langfristig gesehen das Immunsystem schwächen und als eine der Ursachen für die Zunahme der Autoimmunkrankheiten angesehen werden können. Bei einer Autoimmunkrankheit produziert der Körper Antikörper gegen normale, gesunde Teile des Körpers, und das in einem solchen Maße, daß Gewebsverletzungen die Folge sind. Als Beispiele seien multiple Sklerose, Krebs, rheumatoide Arthritis und Diabetes genannt. Begleit- oder Folgeerscheinungen verschiedener Fehlfunktionen des Zentralnervensystem, wie etwa schwere, zum Teil auch aggressive Störungen des Sozialverhaltens, sind ebenfalls mit Immunisierungsschäden in Verbindung gebracht worden – alle diese schweren chronischen Störungen nehmen übrigens zur Zeit dramatisch zu. Wenn eine akute Infektionskrankheit wie Scharlach nicht unterdrückt wird, hat sie die Möglichkeit, auf natürliche Weise auszusterben. Ihr Aussterben ist dann darauf zurückzuführen, daß eine natürliche Immunität erlangt worden ist und die Krankheit nicht mehr benötigt wird, um bestimmte miasmatische Schwächen abzubauen oder um die Vitalität zu stärken. Durch Immunisierungen gegen die anderen akuten Kinderkrankheiten wird das natürliche Ventil der Vitalkraft davon abgehalten, Krankheiten an die Peripherie zu drängen, so daß sie statt dessen nach innen getrieben werden, wo sie sich allerdings in viel gefährlichere Störungen verwandeln. Es wird heute auch als äußerst wahrscheinlich betrachtet, daß die dramatische Zunahme von weniger schwerwiegenden, aber dennoch chronischen Störungen zum Großteil auf Nebenwirkungen von Schutzimpfungen zurückzuführen ist. Diese Störungen umfassen, abhängig von der jeweiligen Impfmethode, Atemschwierigkeiten und Asthma, Ekzeme, Magersucht und Bulimie, Allergien, Koliken, Legasthenie, Mittelohrentzündung, Immunschwäche gegenüber Infektionen, Sterilität, Temperamentsausbrüche, Hyperaktivität und Suchtneigungen, um nur einige zu nennen.

Wenn zwischen möglicher Ursache und Wirkung Monate oder, was üblicher ist, Jahre liegen, besteht noch lange kein Anlaß dazu, einem möglichen Zusammenhang keine Beachtung zu schenken oder derartige Vermutungen verächtlich vom Tisch zu wischen, nur weil dieser Zuammenhang weniger auffällig und schwerer nachzuweisen ist. Doch warum sollte man das auf Schutzimpfungen zurückzuführende Risiko, im späteren Leben schwächende, schmerzhafte und schwere chronische Leiden zu bekommen, erhöhen, nur um Kinderkrankheiten zu vermeiden, die mit Hilfe der Homöopathie leicht und erfolgreich behandelt werden können? Wenn die Gesundheit dank angemessener hygienischer Verhältnisse und ausgewogener Ernährung verbessert werden kann und wenn die Kinderkrankheiten mit homöopathischen Heilmitteln behandelt werden können, warum schädigt man dann das Immunsystem durch unnötige Impfungen, die so viele Risiken mit sich bringen können? Damit sind nicht nur die verheerenden Folgen gemeint, die gelegentlich fast unmittelbar im Anschluß an eine Impfung auftreten, sondern auch die tiefgreifenden, langfristigen, chronischen Störungen aufgrund der Schädigung des Immunsystems.

Die Impfkampagnen haben schon seit langer Zeit eine gute Presse, doch wie immer wird der Öffentlichkeit nur ein äußerst begrenzter Teilausschnitt der ganzen Wahrheit präsentiert. Wir werden mit Informationsmaterial, das die Gefahren der Infektionskrankheiten hervorhebt, förmlich bombardiert und reagieren infolgedessen emotional, was in diesem Fall bedeutet, daß wir mit Angst vor den Krankheiten reagieren. Über die potentiellen Gefahren der Immunisierungen haben wir allerdings nur sehr wenige Informationen erhalten. In England wird den Hausärzten zum Beispiel eine Prämie gezahlt, wenn sich siebzig Prozent der Eltern für eine Impfung ihrer Kinder entscheiden, und die Prämie wird sogar erhöht, wenn sich neunzig Prozent der Eltern dafür entscheiden. Liegt die Quote unter siebzig Prozent, bekommt der Arzt überhaupt keine Prämie. Dies hat dazu geführt, daß sehr viel Druck auf die Eltern ausgeübt wird, damit sie ihre Kinder impfen lassen, und die meisten Eltern können dem nur schwer Widerstand leisten. Die Eltern werden dazu gebracht, sich vor möglichen schweren Folgen zu fürchten, die sich ergeben könnten, wenn eine solche Krankheit nicht behandelt wird, und man redet ihnen Schuldgefühle wegen einer möglichen Ansteckungsgefahr ein. Lassen Sie sich davon nicht beirren. Wenn Sie homöopathische Heilmittel verwenden, werden Sie feststellen, daß die Krankheiten selbst sehr unkompliziert verlaufen. Außerdem werden Ihre Kinder ein Leben lang gegen die Krankheiten immun sein, nachdem sie sie einmal überstanden haben, was bei Schutzimpfungen zum Beispiel nicht der Fall ist. Darüber hinaus gehen die Kinder allgemein mit einer gestärkten Konstitution aus der Krankheit hervor. (Sie sollten natürlich äußerst vorsichtig sein, was die Infektionsgefahr bei Röteln betrifft; siehe Abschnitt 40.)

Es hat echte Vorteile, die akute Kinderkrankheit richtig zum Ausbruch kommen zu lassen, denn dadurch wird es dem Betroffenen ermöglicht, sich zu einem gewissen Grad von den miasmatischen Schwächen (siehe Seite 21), die er wie jeder Mensch geerbt hat, zu befreien. Diese Schwächen führen nämlich zu einer verstärkten Neigung, später im Leben schwere, chronische Krankheiten zu erleiden. Professionelle Homöopathen sind absolut dazu in der Lage, alle Kinderkrankheiten ohne großen Aufwand zu behandeln und dem Patienten möglichst viel Leiden zu ersparen. Es gibt keinen Grund, warum auch nur eine dieser Krankheiten mit Komplikationen verlaufen sollte, wenn der Patient homöopathisch behandelt und generell gut versorgt wird. Die zwei Hauptnutzen, die sich daraus ergeben, daß man die Kinderkrankheiten wirklich bekommt, sind erstens, daß man eine echte lebenslängliche Immunität erlangt, und zweitens, was viel wichtiger ist, daß die zukünftige Gesundheit eines Menschen (und seiner Nachkommen) auf lange Sicht *entscheidend* verbessert und gestärkt wird, so daß eine sich möglicherweise erst später zeigende Anfälligkeit gegenüber schweren chronischen Erkrankungen reduziert wird, da viele miasmatische Schwächen dann schon abgebaut worden sind. Homöopathen behandeln ständig Menschen mit schweren, schwächenden, chronischen Krankheiten. Es ist wirklich zum Verzweifeln und auch eine sehr traurige Wahrheit, daß es zu einem Großteil der Leiden, mit denen die Patienten zu tun haben, entweder nie gekommen wäre oder daß sie zumindest sehr viel weniger ernst geworden wären, wenn die Impfungen und andere Methoden der Symptomunterdrückung vermieden worden wären.

Zum Glück haben wir in unserer Gesellschaft noch immer die Freiheit, unsere eigenen Entscheidungen zu treffen, und dieses Kapitel will Ihnen die Möglichkeit nahebringen, homöopathische

Heilmittel als Alternative einzusetzen, sofern Sie dies wünschen. Ich habe mich darum bemüht, die Empfehlungen so einfach und umfassend wie möglich darzustellen. In der Dritten Welt, wo die hygienischen Verhältnisse und die Ernährung häufig unzulänglich sind und wo sauberes Wasser oft schwer zu finden ist, verlaufen die akuten Kinderkrankheiten häufig besonders schwer. Daher ist es eine wichtige Erkenntnis, daß eine gesunde Ernährung, Sauberkeit, viel frische Luft und Bewegung zum Aufbau von Gesundheit und Kraft in Ihren Kindern beitragen und den Schweregrad der Krankheiten senken. Wenn dann während der akuten Kinderkrankheit außerdem homöopathische Mittel entsprechend den in den folgenden Abschnitten beschriebenen Anweisungen eingesetzt werden, besteht kein Grund dafür, daß diese Krankheiten langwierig sein oder zu ernsthafteren chronischen Störungen führen sollten. Die Krankheiten werden dagegen so harmlos und die damit verbundenen Beschwerden so minimal sein, daß Sie sich fragen werden, warum eigentlich soviel Wind um die ganze Sache gemacht wird. Hier wird die Meinung vertreten, daß es auf jeden Fall sehr viel besser ist, wenn man diese Krankheiten in der Kindheit bekommt, da dies die beste Möglichkeit ist, echte lebenslängliche Immunität zu erlangen. Damit ermöglichen Sie Ihren Kindern auch einen viel besseren Start ins Leben, ohne das Risiko einzugehen, daß sie langfristige schwere Folgeschäden nach Schutzimpfungen erleiden. Zugleich helfen Sie ihnen, einige der miasmatischen Schwächen, die jeder Mensch geerbt hat, abzubauen. Es ist in jedem Fall empfohlen, einen erfahrenen Homöopathen in Ihrer Nähe aufzusuchen, wenn Sie Unterstützung, Hilfe oder Rat brauchen. Er oder sie wird sich sehr für Ihre Situation interessieren und Sie in jeder Hinsicht ermutigen.

37. Windpocken

Windpockenausschlag befindet sich immer in unterschiedlichen Entwicklungsstufen. So sind sowohl kleine als auch große Bläschen deutlich zu erkennen; gleichzeitig sind auch Schorf und Verkrustungen vorhanden. Dies liegt daran, daß in regelmäßigen Abständen neue Flecken erscheinen. Der Ausschlag ist auf der Brust und am Rücken am dichtesten; im Gesicht, auf den Oberarmen und Oberschenkeln ist er dagegen verstreuter.
Bei Windpocken beträgt die Inkubationszeit zwei bis drei Wochen. Der Ausschlag beginnt mit flachen Flecken, die dann anschwellen und zu kleinen Bläschen mit einer klaren Flüssigkeit heranreifen. Daraus entwickeln sich dann innerhalb von ungefähr 48 Stunden Pusteln, die stark jucken, nach einiger Zeit austrocknen und Schorf oder Krusten bilden, die schließlich abheilen und sich lösen. Windpocken können durch Kontakt mit Windpocken- und Gürtelrosebläschen sowie durch Tröpfcheninfektion übertragen werden. Als Begleiterscheinungen des Ausschlags können leichtes Fieber, Kopfschmerzen und Gliederreißen auftreten.
Tragen Sie keine Lotionen auf die Bläschen auf, da es sehr wahrscheinlich ist, daß diese die Heilwirkung des homöopathischen Heilmittels durcheinanderbringen. Verabreichen Sie außerdem nicht mehrere Heilmittel gleichzeitig. Zu jedem Zeitpunkt wird deutlich sein, welches Heilmittel am ehesten angezeigt ist.

Antimonium tartaricum
Dieses Heilmittel wird am häufigsten während des Anfangsstadiums verwendet, insbesondere wenn sich der Ausschlag nur langsam entwickelt. Ganz besonders ist es angezeigt, wenn Husten oder Bronchitis als Begleiterscheinungen oder vor Ausbruch des Ausschlags auftreten. Der Husten ist locker, und aus den Lungen ist sehr viel Schleimrasseln zu vernehmen. Das Kind ist

gereizt. Bei Hitze und wenn es zugedeckt ist, geht es ihm schlechter.
Geben Sie einige Tage lang viermal täglich Antimonium tartaricum C6, und denken Sie daran, mit der Mittelgabe aufzuhören oder die Häufigkeit der Einnahmen zu reduzieren, sobald sich eine Besserung zeigt; nur wenige Dosen werden erforderlich sein. Denken Sie daran, daß der Ausschlag stärker zum Ausbruch kommen sollte, sobald der Husten gelindert wird. Dies ist ein sehr wichtiges Phänomen, denn es zeigt, daß sich die Krankheit nach außen – das heißt von einem inneren Körperteil (Lungen) auf einen peripheren Körperteil (Haut) – verlagert hat.

Rhus toxicodendron
Dieses Heilmittel wird vor allem dann verwendet, wenn der Ausschlag besonders stark juckt und das Kind sehr unruhig ist. Es ist nicht nötig, Lotionen zur Linderung des Juckreizes aufzutragen, da Rhus toxicodendron sowohl den Juckreiz behebt als auch den Heilungsprozeß beschleunigt und die Pickel schneller zum Abklingen bringt. Sie sollten immer zuerst den Husten behandeln (falls das Kind Husten hat), indem Sie Antimonium tartaricum verabreichen, und erst dann auf Rhus toxicodendron zur Heilung des Ausschlags übergehen. Geben Sie drei- bis viermal täglich Rhus toxicodendron C6, wobei die Einnahmen dann erfolgen sollten, wenn der Juckreiz besonders unangenehm ist.

Mercurius solubilis
Dieses Heilmittel ist angezeigt, wenn das Kind eitrige Pickel im Mund (ähnlich Geschwüren) oder an den Augen hat, wenn das Kind einen schlechten Atem hat und wenn der Ausschlag generell relativ eitrig ist. Normalerweise schwitzt das Kind sehr stark, ohne daß ihm dies Erleichterung verschafft. Nachts geht es dem Kind, das außerdem recht schwach ist, am schlechtesten. Derar-

tige Symptome treten in den schwereren Fällen, zum Beispiel wenn ältere Kinder oder Erwachsene Windpocken bekommen, mit größerer Wahrscheinlichkeit auf. Als Potenz wird Mercurius solubilis C30 empfohlen. Meiner Erfahrung nach kommt es selten vor, daß mehr als sechs Einnahmen während eines Zeitraums von 24 bis 48 Stunden benötigt werden, und normalerweise sind nur etwa drei Einnahmen erforderlich.

Sulfur
Manchmal ist es nötig, dem Kind einige Tage lang zweimal täglich Sulfur C6 zu verabreichen, und zwar wenn es einen sehr müden und schwachen Eindruck macht und sich nur langsam wieder erholt, nachdem die Infektion überstanden ist.

Vorbeugemaßnahmen

Sie können am Morgen und am Abend des ersten Tages und dann drei Wochen lang einmal täglich Varizellen C30 (Nosode; siehe Seite 80) geben, wenn es zu einem Kontakt mit der Krankheit gekommen oder wenn sie in Ihrer Nachbarschaft ausgebrochen ist. Da es sich bei Windpocken jedoch um eine so unkomplizierte Krankheit handelt, wenn man sie mit homöopathischen Heilmitteln behandelt, scheinen derartige Vorbeugemaßnahmen wenig Sinn zu haben.

38. Mumps

Als möglicherweise sofort auftretende Nebenwirkungen des Mumpsimpfstoffes (Teil des Masern-Mumps-Röteln-Impfstoffes) sind Gehirnentzündung, Anfälle, Meningitis und Taubheit bekannt. Die Statistiken unterscheiden sich bezüglich der Wahr-

scheinlichkeit solcher Risiken, aber betrachten wir dies erstens im Hinblick darauf, daß die Krankheit als eine sehr harmlose Infektion gilt, zweitens hinsichtlich der nur kurz anhaltenden und dabei nicht hundertprozentigen Immunität, die durch die Impfung erzielt wird, und drittens bezüglich der miasmatischen Schwächen, die durch die eigentliche Mumpsinfektion reduziert werden, dann stehen solche ernsthaften Risiken einfach nicht im Verhältnis zu einem möglichen Nutzen der Schutzimpfung. Vergessen Sie außerdem nicht, daß eine Impfung langfristige Schäden am Immunsystem hervorrufen kann und daß Risiken bestehen, sehr viel später eine ernsthafte Krankheit zu erleiden (siehe Abschnitt 36). Die homöopathische Behandlung von Mumps ist sehr unkompliziert, und die vom Kind erlittenen Beschwerden sind wirklich geringfügig.
Die Inkubationszeit beträgt ungefähr drei Wochen, und als erstes Zeichen einer Infektion entwickelt sich eine fiebrige Erkältung, wobei das Kind eine Körpertemperatur von ungefähr 39 Grad Celsius aufweist und eine laufende Nase hat. Im Bereich der Ohren ist das Kind zuerst nur berührungsempfindlich – normalerweise nur auf einer Seite –, und im Anschluß daran schwillt die Ohrspeicheldrüse an. Diese Drüse liegt rund um das Ohrläppchen und ist hart und unbeweglich. (Wenn die Drüsen in diesem Bereich aufgrund anderer Krankheiten geschwollen sind, sind sie trotzdem noch beweglich.) Durch das Anschwellen der Ohrspeicheldrüse ändert sich die Form des Gesichts. Das Essen bereitet Schmerzen, und schon das Öffnen des Mundes wird als schmerzhaft empfunden, denn der Hauptgang dieser Drüse (der sich im Mundraum zwischen den oberen und den unteren Backenzähnen befindet und wie ein roter Punkt aussieht) ist normalerweise auch geschwollen. Die Ohrspeicheldrüse kann entweder auf einer oder auf beiden Seiten des Gesichts geschwollen sein. Das Kind ist sieben Tage nach Anschwellen der ersten Ohrspeicheldrüse bzw. bis zum Abschwellen der Ohrspeicheldrüsen ansteckend. Mögli-

che Folgekrankheiten von Mumps sind Hodenentzündung, Eierstockentzündung, Mastitis (Entzündung der weiblichen Brustdrüsen) oder Meningitis. Durch die homöopathische Behandlung können derartige Komplikationen vermieden werden.

Die wichtigsten Heilmittel

Pilocarpinum
Dieses Heilmittel ist zur Behandlung aller üblichen Mumpssymptome, die oben beschrieben wurden, geeignet. Bis zum Abklingen der Symptome sollte morgens und abends Pilocarpinum C6 verabreicht werden. Der Krankheitsverlauf ist dann auf wenige Tage beschränkt, und schon nach der ersten Dosis wird sich eine Besserung einstellen. Dieses Heilmittel sorgt dafür, daß die Krankheit einfach verläuft, nur von kurzer Dauer ist und daß keine Komplikationen auftreten. (Das Heilmittel Jaborandi wird mit dem gleichen Erfolg verwendet – Pilocarpinum ist ein Alkaloid, das aus dem Jaborandistrauch gewonnen wird.)

Mercurius solubilis
Gelegentlich ist dieses Heilmittel eher angezeigt als Pilocarpinum. Die Hauptsymptome bestehen darin, daß das Kind einen sehr schlechten Atem und eine dick belegte Zunge hat. Es schwitzt sehr stark, was ihm jedoch keine Erleichterung verschafft, und es ist erschöpft. Mercurius solubilis ist nur dann angezeigt, wenn der Atem wirklich sehr unangenehm riecht. Geben Sie dreimal täglich Mercurius solubilis C30, bis die Symptome abklingen. Es ist unwahrscheinlich, daß dieses Heilmittel länger als ein oder zwei Tage benötigt wird. Wenn die für Mercurius solubilis typischen Symptome zurückgehen und die üblichen Mumpssymptome noch vorliegen, ist es gelegentlich erforderlich, im Anschluß Pilocarpinum C6 zu geben.

Parotidinum
Obwohl ich persönlich Pilocarpinum C6 diesem Heilmittel vorziehe, soll es genauso wirkungsvoll sein. Es kann ab dem Einsetzen der Symptome abends und morgens gegeben werden (C30), woraufhin die Krankheit normalerweise schnell wieder abklingt und ohne Komplikationen verläuft.

Weitere Heilmittel

Die folgenden Heilmittel zur Behandlung von Mumps werden meiner Erfahrung nach selten benötigt, könnten jedoch auch in Betracht gezogen werden.

Belladonna
Belladonna C6 ist geeignet, wenn eine leuchtendrote, glänzende Schwellung ausschließlich auf der rechten Seite vorliegt oder wenn die Schwellung rechts schlimmer ist; auch wenn großer Durst und Überempfindlichkeit gegenüber Licht, Lärm und Zugluft zu beobachten sind.

Lycopodium
Lycopodium C6 wird bei einer Schwellung verwendet, die auf der rechten Seite beginnt und dann auf die linke Seite übergeht. Bei warmen Getränken tritt eine Besserung ein, und um zirka vier Uhr nachmittags ist eine allgemeine Verschlechterung zu beobachten.

Lachesis
Lachesis C6 ist bei einer Schwellung angezeigt, die auf der linken Seite schlimmer ist und die sich auf die rechte Seite verlagern kann. Bei jeder Art von Berührung oder Druck kommt es im Bereich des Halses und der geschwollenen Drüsen zu einer

Verschlimmerung, sogar wenn es sich nur um Kleidungsstoff handelt. Kühle Getränke bringen Linderung.

Rhus toxicodendron
Rhus toxicodendron C6 wird eingesetzt, wenn die Schwellung dunkelrot ist und nur die linke Seite betrifft; auch wenn Durst auf Milch vorhanden ist und eine Überempfindlichkeit gegenüber Zugluft besteht. Das Kind ist unruhig.

Pulsatilla
Pulsatilla C6 ist bei Mastitis (Brustdrüsenentzündung) zu verwenden, wenn kein Durst vorhanden ist und wenn das Kind nach frischer Luft verlangt. Überhitzung verschlimmert die Symptomatik. Was die Stimmung betrifft, kommt es schnell zu Tränen; wenn das Kind allein ist, geht es ihm schlechter.

Bryonia
Bryonia C6 ist angezeigt bei starker Trockenheit im Mund und an den Lippen und wenn großer Durst vorhanden ist. Das Kind ist reizbar. Bewegung führt zu einer allgemeinen Verschlechterung. Kühle Luft bringt Erleichterung, und bei leichter Berührung kommt es zu einer Verschlimmerung.

Vorbeugemaßnahmen

Es gibt verschiedene Möglichkeiten, vorbeugende Maßnahmen einzuleiten. Suchen Sie sich die für Sie passende Methode aus.

- Wenn Ihr Kind noch sehr klein ist, können Sie ihm ab dem Zeitpunkt, zu dem normalerweise die erste Masern-Mumps-Röteln-Impfung fällig ist, einmal im Jahr eine Dosis Parotidinum C30 verabreichen, bis das Kind etwa drei Jahre alt ist.

Danach ist es von größerem Nutzen, wenn das Kind die Krankheit bekommen darf und sie wie oben beschrieben behandelt wird.

- Sobald Sie davon erfahren, daß Mumps in der Nachbarschaft ausgebrochen ist, können Sie zuerst am Morgen und am Abend eines Tages Parotidinum C30 geben. Danach verabreichen Sie insgesamt drei weitere Dosen, wobei alle vier Tage jeweils eine gegeben wird. Schließlich verabreichen Sie alle zehn bis vierzehn Tage eine weitere Dosis, bis die Gefahr vorüber ist. Sollte das Kind dennoch eine Mumpsinfektion erleiden, wird der Fall sehr harmlos und leicht zu behandeln sein, und zwar normalerweise mit Pilocarpinum oder möglicherweise auch mit einem der anderen Heilmittel, die in diesem Abschnitt aufgeführt wurden.
- Sie können beide Maßnahmen kombinieren.

Ich selbst würde keine vorbeugenden Maßnahmen anwenden, es sei denn, das Kind ist sehr klein (jünger als zwei Jahre) oder nicht sehr kräftig. In dem Fall würde ich erst dann Pilocarpinum geben, wenn Mumps in der Nachbarschaft auftritt. Ansonsten halte ich es für das beste, das Kind einfach dann zu behandeln, wenn es die Krankheit bekommt, damit es eine lebenslängliche Immunität erlangen kann.

39. Masern

Wie bei den meisten Problemen, die im Zusammenhang mit Kinderkrankheiten auftreten können, zeigen Statistiken, daß Komplikationen auch im Fall von Masern fast ausschließlich in Familien mit sehr geringem Einkommen auftreten und deshalb mit schlechter Ernährung, unzulänglichen Lebensbedingungen und mangelhafter Hygiene in Zusammenhang stehen. Seit kur-

zem liegen außerdem Beweise vor, die zeigen, daß die Masernimpfung, die Teil der Masern-Mumps-Röteln-Impfung ist, nicht voll zu wirken scheint. Untersuchungen haben ergeben, daß über zwei Drittel der Kinder, die Ende der achtziger Jahre an Masern erkrankten, geimpft waren. Außerdem besteht das Risiko, daß die Schutzimpfungen Schäden am Immunsystem hervorrufen, die zu einem späteren Zeitpunkt Autoimmunkrankheiten auslösen können (siehe Abschnitt 36). Bösartige Formen der Masern sind glücklicherweise sehr selten. In einem solchen Fall ist die Hilfe eines homöopathischen Arztes dringend angeraten.
Die ersten Anzeichen einer Maserninfektion sind einer fiebrigen Erkältung ähnlich – erhöhte Temperatur, laufende Nase, Katarrh und Husten. Die einzigen Symptome, die in dieser Phase auf Masern hindeuten, sind kleine weiße Flecken, sogenannte Koplik-Flecken, die sich in der Wangenschleimhaut in der Höhe der Backenzähne befinden. Einige Tage später steigt das Fieber, und ein Ausschlag beginnt sich zuerst hinter den Ohren und dann auf Gesicht und Brust auszubreiten. Wenn der Ausschlag zum Ausbruch kommt, verschwinden die Koplik-Flecken normalerweise wieder. Der Ausschlag besteht aus kleinen hellroten, leicht erhöhten Flecken, die bald ineinander verlaufen und bis zu sieben Tagen auf der Haut verweilen. Die Ränder des Ausschlags zeichnen sich deutlich ab (im Gegensatz zu Scharlach, wo der Ausschlag an den Rändern allmählich verschwimmt). Als Begleiterscheinungen können Bindehautentzündung und Lichtempfindlichkeit, leichte Bronchitis und Mittelohrentzündung auftreten. Mit Hilfe einer homöopathischen Behandlung wird dafür gesorgt, daß diese Symptome harmlos bleiben und die Krankheit nur von kurzer Dauer ist.

Aconitum
Dieses Heilmittel ist am häufigsten bei normal kräftigen und gesunden Kindern mit rosigen Wangen angezeigt. Die Erkran-

kung setzt plötzlich ein und äußert sich dadurch, daß das Kind sehr unruhig ist und seine Haut heiß ist und brennt; es hat großen Durst. Es ist äußerst nervös und aufgeregt und gewöhnlich auch furchtsam. Die Augen können einen glasigen Eindruck machen, wobei die Pupillen verkleinert sind. Möglicherweise hat sich das Kind am gleichen Tag in trockener Kälte und Wind aufgehalten. Wenn es gleichzeitig einen Husten hat, handelt es sich dabei um einen trockenen, kruppartigen Reizhusten. Das Kind erbricht sich möglicherweise und hat Durchfall. Etwa um neun Uhr abends geht es ihm besonders schlecht.
Geben Sie dem Kind Aconitum C6, sofern es nicht übermäßig unruhig und nervös ist, denn dann sollten Sie eine C30-Potenz verabreichen. Wenn das Fieber sehr hoch ist, müssen Sie das Heilmittel anfangs vielleicht sehr häufig verabreichen, da das Kind das Heilmittel schneller »verbraucht«.

Belladonna
Auch hier hat das Kind ein gerötetes Gesicht, dessen Haut trocken ist und brennt, wobei die Pupillen in diesem Fall erweitert sind. Wenn Belladonna angezeigt ist, zeigt sich das Kind nicht so ängstlich wie im Fall von Aconitum, dafür jedoch quengelig, mürrisch, wütend oder reizbar. Die Schmerzen sind klopfend. Wie bei Aconitum ist das Kind unruhig und sehr durstig. Um drei Uhr morgens oder nachmittags sind die Symptome am stärksten. Das Kind hält sich gut bedeckt, denn Zugluft bewirkt eine Verschlimmerung (wenn Aconitum angezeigt ist, wirft das Kind sein Bettzeug ab). Obwohl das Kind eher einen trocken-heißen Eindruck macht, ist es unter der Kleidung und unter den Haaren naßgeschwitzt. Es ist überempfindlich. So kommt es bei Lärm zu einer Verschlechterung, und bei Licht schmerzen die Augen; das Kind möchte, daß die Vorhänge zugezogen werden. Wenn das Fieber sehr hoch steigt, kann auch ein Delirium einsetzen; außerdem ist es möglich, daß es dann zu Zuckungen kommt.

Beginnen Sie, indem Sie Belladonna C6 je nach Bedarf verabreichen, aber steigen Sie auf eine C30-Potenz um, wenn echte Wut, Reizbarkeit oder starke Zuckungen zu beobachten sind. Im Falle eines Deliriums ist es vielleicht erforderlich, daß Sie die C30-Potenz zusätzlich potenzieren oder auf eine C200-Potenz umsteigen. Im Zweifelsfall wenden Sie sich am besten an einen homöopathischen Arzt.

Bryonia
Wenn dieses Heilmittel angezeigt ist, entwickelt sich die Krankheit recht langsam. Das Kind hat einen trockenen, festen Husten, und sein Gesicht sieht geschwollen und katarrhalisch aus. Ein Kind, das Bryonia braucht, ist mürrisch und will allein gelassen und nicht gestört werden. Wenn es ruhig im Bett liegt, geht es ihm besser, während es bei Bewegung zu einer Verschlimmerung kommt. Das Kind verlangt nach kühler Luft und fühlt sich in einem stickigen Zimmer schlechter, so daß es dazu neigt, sein Bettzeug abzuwerfen. Es hat großen Durst; Mund, Zunge und Lippen sind trocken. Der Ausschlag entwickelt sich nur langsam oder klingt wieder ab, bevor es zu einem richtigen Ausbruch gekommen ist.
Beginnen Sie mit Bryonia C6, und potenzieren Sie es später zusätzlich (siehe Seite 53), sofern das Kind kein hohes Fieber hat oder im Delirium ist. Dann sollten Sie Bryonia C30 verabreichen.

Euphrasia
Benutzen Sie dieses Heilmittel, wenn das Kind vor allem oder ausschließlich mit den Augen Probleme hat. Typisch sind ein ausgeprägter und heißer Tränenfluß, Lichtempfindlichkeit, Juckreiz, Rötung, Schwellung und Ausschlag rund um die Augen. Das Nasensekret ist mild und fließt möglicherweise reichlich.
Geben Sie zuerst Euphrasia C6, und potenzieren Sie es bei Bedarf

zusätzlich. In sehr seltenen Fällen kann auch eine C30-Potenz angezeigt sein.

Gelsemium

Dieses Mittel ist besonders dann angezeigt, wenn die Masern bei warmem Sommerwetter oder während eines sehr milden Winters einsetzen. Die Krankheit beginnt dabei sehr langsam, wobei Kälteschauer den Rücken hinauf- und hinunterlaufen. Die Glieder fühlen sich schwer an, die Augenlider fallen halb zu, und das Kind fühlt sich matt und möchte sich nicht bewegen (im Gegensatz zur Bryonia-Symptomatik, wo sich das Kind aufgrund seiner Schmerzen nicht bewegen möchte). Das Kind hat keinen Durst. Benutzen Sie Gelsemium C6, und potenzieren Sie es bei Bedarf zusätzlich. Im allgemeinen benötigen Sie keine weitere Potenz.

Antimonium crudum

Dieses Heilmittel ist für Kinder geeignet, die gereizt und verärgert sind. Das Gesicht ist wie bei Aconitum und Belladonna heiß und gerötet, aber das Kind hat weder Durst, noch ist es ängstlich. Die Mundwinkel sind wund und eingerissen, und manchmal ist die Haut an den Nasenlöchern ebenfalls rissig. Auf der Zunge ist ein dicker, schleimig-weißer Belag zu sehen. Wenn dieses Heilmittel angezeigt ist, liegen immer auch Magenprobleme vor. Das Kind würgt und erbricht sich zwar sehr leicht, empfindet dies jedoch nicht als Erleichterung. Es leidet eventuell auch unter Durchfall oder Verstopfung. Heizungswärme bewirkt eine Verschlimmerung.

Ipecacuanha

Ipecacuanha wird verwendet, wenn das Kind unter ständiger Übelkeit leidet, Erbrechen jedoch keine Erleichterung bringt. Das Kind hat außerdem keinen Durst. Seine Zunge ist nicht belegt. Es ist sehr erschöpft. Der Ausschlag entwickelt sich nur langsam, und der kleine Patient hat einen trockenen Husten und atmet möglicherweise pfeifend, da er beim Luftholen Schwierigkeiten hat.

Apis
Der Ausschlag entwickelt sich nur langsam, wenn dieses Heilmittel angezeigt ist. Das Gesicht ist stark gerötet und heiß, und heiße Getränke sowie warme Zimmerluft bewirken eine Verschlechterung. Die Augenlider sind geschwollen, und das Gesicht ist insgesamt aufgedunsen. Das Kind kommt in ein Delirium; möglicherweise schreit es auch während des Schlafs laut auf. Der am ganzen Körper zusammenfließende Hautausschlag kann sich zu ödematösen Schwellungen entwickeln.
Wenn sich das Kind im Delirium befindet oder während des Schlafs aufschreit, geben Sie Apis C30, und potenzieren Sie das Mittel bei Bedarf zusätzlich. Ansonsten beginnen Sie mit Apis C6.

Kalium bichromicum
Es können heftige stechende Schmerzen vom Ohr oder vom Bereich um das Ohr herum ausgehen, die bis zum Gaumen ausstrahlen. Das Ohr, der gesamte Bereich um das Ohr herum und die Lymphdrüsen können außerdem geschwollen sein. Es kommt zu einer starken Sekretabsonderung aus dem Ohr, die lange Fäden ziehen kann. Das Kind hört eventuell schwer, da die Ohrtrompeten durch den Katarrh verstopft sind. Es hat einen rasselnden Husten, wobei es fadenziehenden Schleim abhustet. Seine Stimme ist möglicherweise heiser. Dieses Heilmittel wird vor allem in einer späteren Phase der Krankheit benötigt.

Arsenicum album
Dieses Heilmittel ist zur Behandlung von Unruhe und Schwäche bei stark abfallender Kraft geeignet. Der Ausschlag ist vielleicht

schon wieder abgeklungen, bevor es zu einem richtigen Ausbruch gekommen ist. Etwa um Mitternacht oder kurz danach tritt eine Verschlimmerung ein; auch gegen Mittag kann sich der Zustand des Kindes verschlechtern. Es hat Durst, trinkt jedoch nur einige Schlucke, normalerweise eher etwas Warmes. Ihm ist eiskalt, und es möchte gut eingepackt sein, obwohl es immer auch nach frischer Luft verlangt. Weitere Begleiterscheinungen können Erbrechen und Durchfall sein. Wenn es Schmerzen hat, sind diese brennend. Das Kind sieht fahl aus. Im Bereich des Mundes ist ein verkrusteter Ausschlag zu sehen. Das Kind ist furchtsam und möchte nicht allein sein.
Beginnen Sie mit einer C6-Potenz, und potenzieren Sie diese bei Bedarf zusätzlich, wie es auf Seite 53 beschrieben wird. Es könnte durchaus möglich sein, daß Arsenicum album C30 ebenfalls benötigt wird.

Pulsatilla
Wenn dieses Heilmittel angezeigt ist, möchte das Kind besonders umsorgt werden und viel Aufmerksamkeit bekommen, und es möchte nicht, daß Sie es allein lassen, ganz im Gegenteil zu Bryonia. Wenn Pulsatilla angezeigt ist, hat das Kind keinen Durst. Es ist weinerlich und anhänglich. Es bildet sich eine große Menge Schleim, und das Kind hat einen Husten, der tagsüber lockerer und nachts trockener ist. Die Lippen sind trocken, aber das Kind hat keinen Durst. Möglicherweise hat es dumpfe Ohrenschmerzen, verstopfte Ohrtrompeten und juckende sowie tränende Augen.

Phosphorus
Das Kind leidet an einem heftigen, trockenen und erschöpfenden Husten. Dieser Husten sowie eine eventuell vorliegende Heiserkeit werden beim Sprechen, bei Kälte und wenn das Kind auf der linken Seite liegt, schlimmer. Das Kind hat das Gefühl, als läge

ein Gewicht auf seiner Brust. Ihm ist übel, und es erbricht sich möglicherweise. Es hat großen Durst auf kaltes Wasser. Die Körpertemperatur ist hoch, und die Wangen sind gerötet. Bei Nachteinbruch geht es ihm im allgemeinen schlechter. In der Dunkelheit und wenn es allein ist, geht es ihm schlechter. Es ist äußerst unruhig.

Sulfur
Die zwei Hauptsymptome, die auf dieses Heilmittel schließen lassen, bestehen darin, daß der Ausschlag stark juckt und es dem Kind von etwa elf Uhr am Vormittag bis zum Nachmittag am schlechtesten geht. Dieses Heilmittel ist nützlich, wenn der Ausschlag nur langsam zum Ausbruch kommt sowie bei Symptomen, die nur langsam abklingen, wenn die Krankheit vorüber ist. Die restlichen Symptome sind die für eine Maserninfektion üblichen.

Kurze Zusammenfassung der Heilmittel

Anfangsstadium	Aconitum, Belladonna
Augen teilweise betroffen	Euphrasia, Apis, Belladonna, Pulsatilla
Delirium	Belladonna, Apis, Bryonia
Durst nicht vorhanden	Antimonium crudum, Ipecacuanha, Gelsemium, Apis, Pulsatilla
Durst vorhanden	Bryonia, Aconitum, Belladonna, Arsenicum album (Schlucke), Phosphorus
Erbrechen	Antimonium crudum, Ipecacuanha, Phosphorus, Aconitum
Furchtsam/ängstlich	Aconitum, Arsenicum album
Gliederschmerzen	Bryonia, Gelsemium

Husten	Pulsatilla, Kalium bichromicum, Phosphorus, Aconitum, Bryonia
Juckreiz	Sulfur, Pulsatilla (Augen), Euphrasia (Augen)
Katarrh	Pulsatilla, Kalium bichromicum
Langsamer Ausbruch	Bryonia, Gelsemium
Ohren auch betroffen	Pulsatilla, Kalium bichromicum
Schnelles Einsetzen	Aconitum, Belladonna
Schorf/Krusten an Mund/ Nasenlöchern	Arsenicum album, Antimonium crudum
Spätere Phase	Kalium bichromicum, Sulfur
Trockenheit von Lippen/ Mund	Bryonia, Pulsatilla
Unruhe	Arsenicum album, Rhus toxicodendron, Belladonna, Phosphorus
Verärgert/wütend/reizbar	Antimonium crudum, Bryonia, Belladonna
Warmes Wetter, Sommer, warme Winter	Gelsemium
Weinerlich, anhänglich	Pulsatilla
Zurückgehender oder langsam einsetzender Ausschlag	Apis, Bryonia, Ipecacuanha, Sulfur

Anmerkung: Die meiner Erfahrung nach am häufigsten benötigten Heilmittel sind Belladonna, Aconitum, Bryonia, Pulsatilla, Sulfur und Euphrasia. Geben Sie niemals mehr als ein Heilmittel auf einmal, aber stellen Sie sich darauf ein, die Arznei wechseln zu müssen, wenn sich die Symptome ändern, obwohl sehr häufig nur ein Heilmittel erforderlich ist. Wenn Sie ein Mittel geben, weil der Ausschlag sehr langsam zum Ausbruch kommt oder weil er wieder zurückgeht, bevor er richtig ausgebrochen ist, entwickelt sich der Ausschlag wahrscheinlich innerhalb weniger Stunden richtig. Wenn nichts anderes angegeben wurde, fangen Sie immer mit einer C6-Potenz an, die Sie bei Bedarf zusätzlich potenzieren können. Denken Sie daran, mit der Heilmittelgabe aufzuhören, sobald sich eine Verbesserung zeigt, und erst dann wieder weitere Gaben zu verabreichen, wenn die Symptome wiederkehren.

Vorbeugemaßnahmen

Wie bei den anderen klassischen Kinderkrankheiten gibt es auch hier verschiedene Möglichkeiten, derartige Maßnahmen einzuleiten. Suchen Sie sich unter den folgenden Methoden die für Sie passende aus.

- Geben Sie, wenn Ihr Kind noch sehr klein ist, ab dem Zeitpunkt, zu dem es normalerweise die Masern-Mumps-Röteln-Impfung bekäme, einmal im Jahr eine Dosis Morbillinum C30 (Nosode; siehe Seite 80). Danach ist es von größerem Nutzen, wenn das Kind den Infekt bekommen kann und Sie ihn wie oben beschrieben behandeln.
- Geben Sie nichts, es sei denn, in der Nachbarschaft kommt es zu einem Masernausbruch. Dann verabreichen Sie anfangs an einem Tag zwei Dosen Morbillinum C30 und dann insgesamt drei weitere Dosen, von denen alle vier Tage eine gegeben wird. Anschließend geben Sie alle zwei Wochen eine Dosis, bis die Gefahr vorüber ist. Als Alternative können Sie während der Epidemie morgens und abends Pulsatilla C6 verabreichen, wodurch ein Ausbruch in vielen Fällen verhindert werden kann.
- Eine weitere Möglichkeit besteht darin, beides miteinander zu kombinieren.

Ich würde überhaupt keine Vorbeugemaßnahmen einleiten, es sei denn, das Kind ist sehr klein oder nicht kräftig genug. In dem Fall würde ich mich für die zweite Methode entscheiden. Ansonsten würde ich das Kind einfach dann behandeln, wenn es sich angesteckt hat. Auf diese Weise wird das Kind eine lebenslängliche Immunität erlangen, und durch die Behandlung mit homöopathischen Heilmitteln fällt die Krankheit selbst sehr harmlos aus.

40. Röteln

Zu den Hauptbedenken gegenüber der Rötelnschutzimpfung (Teil der Masern-Mumps-Röteln-Impfung) gehört, daß die Impfung nur für sehr kurze Zeit Schutz zu bieten scheint. Während ich dieses Buch schreibe, geht in der Nachbarschaft gerade eine leichtere Rötelnepidemie um. Dabei ist jedes Kind, das ich bis jetzt behandelt habe, geimpft gewesen, und einige dieser Kinder sind erst vier Jahre alt. Frauen, die glauben, vor Röteln geschützt zu sein, scheinen also vielleicht gar keinen wirksamen Schutz zu haben und setzen sich bzw. ihr Kind während der Schwangerschaft folglich einem sehr hohen Mißbildungsrisiko aus, gesetzt den Fall, sie kommen mit dem Infekt in Berührung. Wieviel besser wäre es gewesen, wenn sie die Krankheit auf natürliche Weise in der Kindheit bekommen und so eine echte lebenslängliche Immunität erlangt hätten. Zudem ist es eine medizinisch akzeptierte Tatsache, daß eines der unmittelbar nach der Rötelnschutzimpfung bestehenden Risiken darin besteht, daß bei drei Prozent der Kinder (andere Statistiken geben sogar eine Ziffer von 26 Prozent bei den geimpften Kindern an) und bei mehr als zwölf Prozent der Erwachsenen Arthritis ausgelöst werden kann. Außerdem nimmt man an, das Risiko, zu einem späteren Zeitpunkt eine Autoimmunkrankheit zu bekommen, könne durch die Impfung erhöht werden (siehe Abschnitt 36).

Diese Krankheit kann so harmlos sein, daß manche Menschen noch nicht einmal wissen, daß sie den Infekt haben. Die Inkubationszeit liegt zwischen 14 und 21 Tagen. Die ersten Anzeichen sind mit einer leichten grippalen Erkältung vergleichbar: Kopfschmerzen, steife Gliedmaßen und eine laufende Nase. Nach zwei bis drei Tagen tritt ein rosa Ausschlag auf, wobei die Flecken fast flach sind. Bei manchen Menschen kann der Ausschlag ein sehr viel leuchtenderes Rot aufweisen. Hauptsächlich ist der Rumpf vom Ausschlag, der zwischen wenigen Stunden und wenigen Tagen anhalten kann, befallen.
Zu den unangenehmen Begleiterscheinungen dieser Kinderkrankheit können auch rote, tränende Augen und geschwollene Lymphknoten im Nacken gerade unterhalb des Haaransatzes gehören.
Diese Erkrankung kann sehr gefährlich sein, wenn eine Frau sie während der ersten Monate einer Schwangerschaft bekommt, da sie den Fötus ernsthaft schädigen kann. Sie sollten sicherstellen, daß Sie und Ihre Kinder im Krankheitsfall jeden Kontakt mit Schwangeren vermeiden.

Aconitum
Benutzen Sie dieses Heilmittel, wenn Ihr Kind durstig, unruhig, ängstlich und furchtsam ist. Aconitum ist meist während des Anfangsstadiums einer fieberhaften Erkrankung angezeigt. Benutzen Sie eine C6-Potenz, es sei denn, Unruhe und Ängstlichkeit sind besonders ausgeprägt.

Pulsatilla
Verwenden Sie dieses Heilmittel, wenn das Fieber von wenig oder gar keinem Durst begleitet ist. Das Kind verlangt nach frischer Luft. Es ist weinerlich, möchte nicht allein gelassen werden und fühlt sich traurig.

Coffea
Dieses Heilmittel ist angezeigt, wenn das Kind außergewöhnlich müde und gegenüber Lärm überempfindlich ist. Alle seine Sinne scheinen besonders geschärft zu sein, und es ist sehr erregbar. Wenn die Symptome hauptsächlich das Gemüt betreffen, fangen Sie am besten mit einer C12-Potenz an.

Vorbeugemaßnahmen

Wie bei den anderen Kinderkrankheiten gibt es verschiedene Möglichkeiten, derartige Maßnahmen einzuleiten. Suchen Sie sich die für Sie angemessene Methode aus.

- Geben Sie ab dem Zeitpunkt, zu dem normalerweise die erste Masern-Mumps-Röteln-Impfung fällig wäre, einmal im Jahr Rubeolae C30 (Nosode; siehe Seite 80).
- Wenn Sie vom Ausbruch einer Rötelninfektion in Ihrer Nachbarschaft erfahren, geben Sie anfangs eine Dosis Rubeolae C30 am Morgen und am Abend desselben Tages und dann drei weitere Dosen, von denen alle vier Tage jeweils eine verabreicht wird. Danach geben Sie alle zwei Wochen eine weitere Dosis, bis die Gefahr vorüber ist.
- Wenn es zu einem Kontakt mit der Krankheit gekommen ist oder wenn Sie gehört haben, daß in Ihrer Nachbarschaft eine Rötelninfektion ausgebrochen ist, geben Sie zwei Wochen lang morgens und abends Pulsatilla C6.
- Sie können die erste entweder mit der zweiten oder mit der dritten Methode kombinieren.

Ich halte es persönlich für besser, wenn die Kinder diese Krankheit bekommen können, da sie dann einen echten lebenslänglichen Schutz davor haben und während einer Schwangerschaft für sie kein Risiko besteht. Es ist viel besser, eine so harmlose Krankheit zu behandeln, wenn sich das Kind tatsächlich angesteckt hat.

Sicherheitsmaßnahmen in der Schwangerschaft

Wenn Sie eine Schwangerschaft planen und sich nicht sicher sind, ob Sie bereits Röteln hatten, sollten Sie Ihren Hausarzt aufsuchen und einen Test durchführen lassen, um herauszufinden, ob Sie gegen Röteln immun sind oder nicht. Wenn Sie nicht dagegen immun sind, können Sie sich entweder gegen Röteln impfen lassen oder sich homöopathisch behelfen. Es gibt verschiedene Möglichkeiten, wie man dies tun kann, aber die einfachste Methode ist die folgende:

- Nehmen Sie *vor* Beginn der Schwangerschaft alle vier Tage eine Dosis Rubeolae C30, bis Sie insgesamt vier Dosen eingenommen haben (Sie können dies nach ungefähr neun Monaten wiederholen, wenn Sie bis dahin noch nicht schwanger geworden sind), und
- nehmen Sie ab Beginn der Schwangerschaft bis ungefähr zum Ende des vierten Monats alle vierzehn Tage einmal Pulsatilla C30 ein (als Alternative können Sie auch zwei Wochen lang zweimal täglich Pulsatilla C6 einnehmen, wenn zum Beispiel in der Nachbarschaft eine Rötelninfektion ausgebrochen ist oder wenn Sie befürchten, daß Sie mit der Krankheit in Berührung gekommen sind).

Wenn Ihnen all dies zu kompliziert erscheint oder wenn Sie unsicher sind, ist es Ihnen vielleicht lieber, die Vorbeugemaßnahmen unter der Aufsicht Ihres Homöopathen durchzuführen.

41. Diphtherie*

Diese Infektionskrankheit, die glücklicherweise sehr selten auftritt, setzt langsam mit Kopfschmerzen und einer erhöhten Temperatur ein und ist dadurch gekennzeichnet, daß sich Beläge (Pseudomembranen) auf den betroffenen Schleimhäuten bilden. Normalerweise ist die Krankheit auf den Rachen beschränkt, aber manchmal ist auch die Nase und gelegentlich die Haut davon betroffen. Die Pseudomembran, die in den meisten Fällen als Belag auf den Mandeln erscheint, ist glänzend, gelblich- bzw. weißlichgrau und gallertartig. Der Betroffene hat einen sehr schlechten Atem, sein Kopf schmerzt, der Rachen ist wund, und die Lymphdrüsen sind geschwollen und schmerzen ebenfalls. Die Krankheit ist sehr ansteckend und kann indirekt übertragen werden, wenn man dasselbe Handtuch benutzt, aus demselben Glas trinkt oder dasselbe Besteck benutzt. Die Inkubationszeit liegt zwischen zwei und fünf Tagen. Kinder unter einem Jahr bekommen nur sehr selten Diphtherie.
Schon vor Einführung der Diphtherie-Schutzimpfung ging die Zahl der Fälle zurück, und heute ist dies eine sehr seltene Krankheit.

Ailanthus glandulosa
Auf den Mandeln haben sich viele tiefe, entzündet aussehende Geschwüre gebildet, der Rachen ist dunkel verfärbt und geschwollen, und der Atem ist sehr übelriechend. Die Zunge ist trocken und braun verfärbt. Der Halsinnenraum ist rauh und kratzt. Beim Schlucken kommt es zu einer Verschlimmerung (warme Getränke können im Gegensatz zu kalten unter Umständen eine Verbesserung bewirken). Das Kind muß würgen und hat

* Diphtherie gehört zu den anzeigepflichtigen Krankheiten und somit in die Hand eines erfahrenen homöopathischen Arztes.

einen trockenen Reizhusten. Außerdem ist das Kind schläfrig und eventuell halb bewußtlos.
Benutzen Sie von Anfang an eine C30-Potenz, und potenzieren Sie diese bei Bedarf später zusätzlich (siehe Seite 80).

Apis
Wenn dieses Heilmittel angezeigt ist, liegt eine starke Ödembildung und Entzündlichkeit vor. Das Gaumenzäpfchen (das über der Zungenwurzel vom Gaumen herabhängt) sieht mitunter wie eine mit Wasser gefüllte Tasche aus. Es ist stark gerötet und geschwollen. Die Schmerzen sind brennend und werden beim Schlucken schlimmer, ebenso beim Genuß von heißen Speisen oder Getränken; Kaltes bewirkt dagegen eine Verbesserung. Im allgemeinen hat das Kind sehr wenig Durst. Schmutziggraue Membranstellen sind zu erkennen, wobei die Mandeln mit dunkelgrauen Geschwüren bedeckt sind, was auf der rechten Seite schlimmer ist. Die Schmerzen können bis zu den Ohren ausstrahlen. Das Kind hat wahrscheinlich auch einen sehr schlechten Atem. Die auf den Atemwegen liegende Membran kann ödematös geschwollen sein, und das Kind hat das Gefühl, keine Luft zu bekommen. Außerdem hat es hohes Fieber. Das Wasserlassen bereitet möglicherweise Schmerzen, und der Harnfluß ist eingeschränkt. Das erste Zeichen einer einsetzenden Wirkung des Heilmittels ist ein vermehrter Urinfluß.
Benutzen Sie von Anfang an eine C30-Potenz, und potenzieren Sie sie bei Bedarf zusätzlich.

Arum triphyllum
Dieses Heilmittel wird bei einer Nasendiphtherie verwendet, wenn ein brennendes Sekret aus der Nase fließt. Im Mund haben sich viele rote hervorstehende Geschwüre gebildet. Der Mund ist empfindlich, gerötet, wund und riecht faulig. Lippen, Nase und Mund sind wund und bluten. Der Rachen ist sehr wund und

brennt. Beim Schlucken werden die Beschwerden schlimmer; trotzdem möchte sich der Betroffene dort kratzen. Er will auch in der Nase bohren, obwohl sie sehr wund ist. Was die Stimmung betrifft, ist er verärgert und unruhig.
Beginnen Sie mit einer C6-Potenz, und steigen Sie bei Bedarf auf eine C30-Potenz um.

Kalium bichromicum
Dieses Heilmittel ist ebenfalls im Fall einer Nasendiphtherie zu berücksichtigen. Alle Körperabsonderungen ziehen lange Fäden, sind zäh und von der Farbe her gelb oder grün. Das Kind hustet dicken Schleim aus. Die Mandeln sind geschwollen, und die Halsschmerzen, die bis zum Kopf- und Schulterbereich ausstrahlen können, werden schlimmer, wenn das Kind die Zunge herausstreckt.

Arsenicum album
Wie im Fall von Apis ist der Rachen ödematös, wenn Arsenicum album angezeigt ist. Im Unterschied zu Apis ist bei diesem Heilmittel jedoch großer Durst auf warme oder heiße Getränke vorhanden, welche das kranke Kind allerdings nur schluckweise trinken kann. Paradoxerweise kann der Halsinnenraum auch trocken und runzlig aussehen, wenn Arsenicum album angezeigt ist. Im allgemeinen ist dem Kind sehr kalt; es verlangt nach Wärme und möchte dick eingepackt sein, obwohl es sich bei frischer Luft besser fühlt. Sowohl am Gaumen als auch im Rachen können sich Geschwüre bilden. Die Zunge ist möglicherweise weiß belegt, und das Kind hat mitunter das Gefühl, als stecke ein Haar in seinem Hals. Unter der Membran kann Blut hervortreten. Eventuell muß das Kind häufig Wasser lassen, oder es hat brennende Schmerzen beim Wasserlassen und nur einen eingeschränkten Harnfluß. Auch wäßriger Durchfall oder Verstopfung kann auftreten. Das Kind will auf keinen Fall allein sein

und ist ausgesprochen unruhig sowie erschöpft. Kurz nach Mitternacht tritt oft eine Verschlimmerung ein. Dieses Heilmittel ist meistens in der Spätphase dieser Krankheit angezeigt.
Beginnen Sie mit einer C6-Potenz, und potenzieren Sie sie zusätzlich, wobei es allerdings auch erforderlich werden könnte, auf eine C30-Potenz umzusteigen.

Lachesis
Membranbildung, Wundsein und Schmerzen fangen auf der linken Seite an und können sich auf die rechte Seite ausbreiten. Der Rachen ist rötlichviolett verfärbt, wobei die Symptome beim Schlucken schlimmer werden, ebenso beim Trinken heißer Getränke; bei Kaltem kommt es dagegen zu einer Besserung. Das Kind ist äußerst empfindlich und kann keinen Druck im Bereich des Halses vertragen, nicht einmal, wenn es sich nur um die eigene Kleidung handelt. Unter Umständen hat es einen kruppartigen Husten, durch den es immer geweckt wird. Die Zunge kommt oft herausgeschossen, weil das Kind versucht, seine Lippen zu befeuchten. Mitunter ist übermäßiger kalter, feuchter Schweiß feststellbar. Das Kind quasselt oft ununterbrochen, obwohl sein Hals sehr schmerzt; häufig ist es auch mißtrauisch und schöpft schnell »Verdacht«.

Lac caninum
Membranbildung und Schmerzen wechseln ständig von einer Seite auf die andere. Auch ist es möglich, daß sich die Membran zuerst auf dem Kehldeckel bildet und sich dann in Richtung Mund ausdehnt. Sie ist weißlich und glänzend; die Zunge ist belegt, hat jedoch rote Ränder. Es fließt Speichel aus dem Mund, und die Mundwinkel sind möglicherweise eingerissen. Beim Schlucken kommt es zu einer Verschlimmerung, und die Schmerzen, die fast immer stechend sind, schießen bis zu den Ohren. Beim Schlucken kann Flüssigkeit in die Nase steigen. Die Haut

ist überempfindlich und verträgt keine Berührungen, und das Kind kann es noch nicht einmal ertragen, wenn sich seine Finger berühren.

Lycopodium
Beim Lycopodium-Typus ist die rechte Rachenhälfte zuerst betroffen, und die Beschwerden können sich dann auf die linke Seite hin ausdehnen, also in entgegengesetzter Richtung wie bei Lachesis. Außerdem haben warme Getränke eine positive und kalte Getränke eine negative Wirkung, was dem Arzneimittelbild von Lachesis ebenfalls genau entgegengesetzt ist. Das Kind wacht verärgert und wütend auf, und es geht ihm im allgemeinen zwischen vier Uhr nachmittags und acht Uhr abends schlechter. Die Zunge ist trocken, geschwollen und eingerissen, wobei das Kind durch den Mund atmen muß. Der Bauch kann aufgetrieben sein und sich unangenehm anfühlen. Außerdem sind starke Blähungen möglich. Der Harnfluß kann eingeschränkt sein oder auch ein rotes, sandiges Sediment aufweisen.

Phytolacca
Das Kind hat das Gefühl, einen heißen Kloß im Hals zu haben, der sehr wund ist und beim Schlucken Schmerzen verursacht. Der Rachen ist dunkel und geschwollen und möglicherweise mit weißlichgrauen Flecken bedeckt. Die Zungenspitze ist feuerrot; ansonsten ist die Zunge jedoch dick belegt. Die meisten Schmerzen hat das Kind an der Zungenwurzel, besonders wenn es die Zunge herausstreckt. Es geht ihm im allgemeinen schlechter, wenn es etwas Heißes schluckt. Weitere Symptome können Kopf-, Rücken- und Gliederschmerzen sein. Das Kind leidet außerdem möglicherweise unter Übelkeit, Schwindelgefühlen und Flauheit, insbesondere wenn es sitzt oder aufsteht. Die Schmerzen können beim Schlucken bis zu den Ohren ausstrahlen, und mitunter hat das Kind einen schlechten Atem.

Mercurius cyanatus
Wenn dieses Heilmittel angezeigt ist, fühlt sich das Kind von Anfang an äußerst schwach und erschöpft. Sein Gesicht ist bläulich verfärbt, und an den Extremitäten ist es kalt. Das Kind friert sehr, zittert und kann kaum stehen. Es bilden sich Geschwüre, und die Membran ist dick und graugrün, manchmal auch gelb. Das Kind leidet unter schneidenden Schmerzen im Hals. Sein Atem ist sehr übelriechend, und es hat einen ausgeprägten Speichelfluß. Aus der Nase strömt mitunter reichlich Blut. Außerdem schwitzt das Kind, ohne daß ihm dies Erleichterung bringt. Am besten verwendet man dieses Heilmittel in einer C30-Potenz.

Diphtherinum
Das Kind macht von Anfang an einen äußerst schwachen und müden Eindruck, und die Heilmittel, die üblicherweise häufiger angezeigt sind, scheinen nicht zu helfen. Die dunkelrot geschwollenen Mandeln tun nicht weh, und das Schlucken bereitet ebenfalls keine Schmerzen. Weitere Symptome, die auf dieses Heilmittel schließen lassen, sind Nasenbluten, Erschöpfung, Benommenheit, schlechter Atem und geschwollene Drüsen. Benutzen Sie Diphtherinum C30 (Nosode; siehe Seite 80).

Vorbeugemaßnahmen

Es gibt verschiedene Möglichkeiten, vorbeugende Maßnahmen einzuleiten. Suchen Sie sich – nach Rücksprache mit einem erfahrenen Homöopathen – die für Sie geeignete Methode aus.

- Geben Sie ab dem Zeitpunkt, zu dem Ihr Kind seine erste Diphtherie-Pertussis-Tetanus-(DPT-)Impfung erhalten würde, einmal im Jahr eine Dosis Diphtherinum C30.
- Wenn Sie erfahren, daß in Ihrer Nähe eine Epidemie ausgebro-

chen ist, geben Sie zuerst am Morgen und am Abend eines Tages eine Dosis Diphtherinum C30 und danach drei weitere Dosen, wobei alle vier Tage jeweils eine Dosis verabreicht wird. Anschließend geben Sie alle zwei Wochen eine Dosis. Setzen Sie dies sechs Wochen lang fort oder bis die Gefahr vorüber ist.
– Sie können beide Methoden miteinander kombinieren.

Bei Säuglingen und sehr kleinen Kindern ist die erste Methode zu empfehlen, während bei älteren Kindern die zweite angebrachter erscheint.

Allgemeine Anmerkung zur Diphtherie

Sollten Sie sich durch diesen Abschnitt über Diphtherie und die Zahl der empfohlenen Heilmittel etwas entmutigt fühlen, denken Sie daran, daß Sie den Ausbruch dieser Infektionskrankheit mit Hilfe der oben beschriebenen Vorbeugemaßnahmen im Normalfall verhindern können. Sollten Ihre Kinder trotzdem an Diphtherie erkranken, wird der Infekt sehr harmlos verlaufen, und es wird den Anschein haben, als hätten die Kinder einfach nur ziemlich starke Halsschmerzen. Die Wahl des entsprechenden homöopathischen Heilmittels wird Ihnen sicherlich nicht schwerfallen. Im folgenden finden Sie eine kurze Zusammenfassung der Schlüsselsymptome und der dazugehörigen Heilmittel.

Aufgetriebener Bauch	Lycopodium
Bläuliche Gesichtsfarbe	Mercurius cyanatus
Blutungen im Mundbereich	Arum triphyllum, Arsenicum album
Brennen im Hals	Arum triphyllum
Brennende Schmerzen	Apis
Druck wirkt verschlimmernd	Lachesis

Durst	
– auf heiße oder warme Getränke	Arsenicum album, Ailanthus glandulosa, Lycopodium
– auf kalte Getränke	Lachesis
– nicht vorhanden	Apis
Eingerissene Mundwinkel	Lac caninum
Eingerissene Zunge	Lycopodium
Fadenziehende Sekrete	Kalium bichromicum
Frieren ausgeprägt	Mercurius cyanatus, Arsenicum album
Geschwüre	Ailanthus glandulosa (tief), Arum triphyllum (rot), Phytolacca, Mercurius cyanatus, Diphtherinum
Gesicht, rissig (Mund)	Lac caninum
Gesicht, wund	Arum triphyllum (Lippen, Nase, Mund)
Harnfluß, verstärkt	Lycopodium
Harnfluß, eingeschränkt	Apis, Lycopodium
Harnsediment	Lycopodium
Haut empfindlich	Lac caninum
Heißer Kloß im Hals	Phytolacca
Husten	Ailanthus glandulosa, Lachesis
Juckreiz im Hals	Arum triphyllum
Kloß im Hals	Phytolacca
Kopf- und Rückenschmerzen	Phytolacca
Komaähnlicher, halbbewußter Zustand	Ailanthus glandulosa, Diphtherinum
Kratzt sich am Hals	Arum triphyllum
Kühles bringt Erleichterung	Apis
Lecken der Lippen	Lachesis
Linke Seite schlimmer	Lachesis
Mitternacht, schlimmer	Arsenicum album

Nasenbluten	Mercurius cyanatus, Diphtherinum, Arum triphyllum
Nasendiphtherie	Arum triphyllum, Kalium bichromicum
Ödematöse Schwellungen	Apis, Arsenicum album, Phytolacca
Ohren, Schmerzen strahlen darauf aus	Apis, Lac caninum, Phytolacca
Quasselstrippe	Lachesis
Rechte Seite schlimmer	Lycopodium
Rücken- und Gliederschmerzen	Phytolacca
Schläfrigkeit	Ailanthus glandulosa, Diphtherinum
Schlechter Atem	Ailanthus glandulosa, Arum triphyllum, Phytolacca, Mercurius cyanatus, Diphtherinum
Schlucken wirkt verschlimmernd	Ailanthus glandulosa, Arum triphyllum, Phytolacca, Apis, Lac caninum, Lachesis
Schmerzen	
– heißer Kloß im Hals	Phytolacca
– rauh/kratzend	Ailanthus glandulosa
– schießend bis zu den Ohren	Lac caninum, Phytolacca
– schlimmer beim Herausstrecken der Zunge	Phytolacca, Kalium bichromicum
– wund/brennend	Arum triphyllum
– Zungenwurzel	Phytolacca (schlimmer beim Herausstrecken)
Schmerzfreiheit im Hals	Diphtherinum
Schwäche, ausgeprägt	Mercurius cyanatus, Diphtherinum
Schwellungen allgemein	Apis, Arsenicum album, Diphtherinum

– Bauch	Lycopodium
– Lymphdrüsen	Diphtherinum
– Mandeln	Ailanthus glandulosa
– Zunge	Lycopodium
Schwindelgefühle	Phytolacca
Schwitzen ohne Erleichterung	Mercurius cyanatus
Seitenwechsel der Beschwerden (hin und her)	Lac caninum
Sekrete ziehen lange Fäden	Kalium bichromicum
Stechende Schmerzen	Lac caninum
Speichelfluß, vermehrt	Mercurius cyanatus, Lac caninum
Spätphase	Arsenicum album
Trockenheit	Lycopodium (Zunge)
Tropfender Speichel	Lac caninum, Mercurius cyanatus
Uhrzeit	
– schlimmer zwischen vier und acht Uhr nachmittags	Lycopodium
– schlimmer um Mitternacht	Arsenicum album
Unruhe	Arum triphyllum, Arsenicum album
Verärgert	Arum triphyllum
Verfärbung, Rachen/Membran	
– dunkel	Ailanthus glandulosa, Phytolacca
– gelb	Mercurius cyanatus
– gerötet	Apis, Arum triphyllum
– grau	Phytolacca (Flecken), Mercurius cyanatus (Flecken)
– graugrün	Mercurius cyanatus
– rote Ränder (Zunge)	Lac caninum
– rote Zungenspitze	Mercurius cyanatus
– rötliches Violett	Lachesis
– schmutziggrau	Apis
– weißlich	Lac caninum, Phytolacca (Flecken)

Wärme bringt Erleichterung	Lycopodium, Arsenicum album
Warme Getränke bringen Erleichterung	Ailanthus glandulosa, Arsenicum album (schluckweise), Lycopodium
Warme/heiße Getränke wirken verschlimmernd	Lachesis, Phytolacca, Apis
Wasserlassen, schmerzvoll	Apis
Wundsein	Arum triphyllum
Zunge	
– stark belegte Zungenwurzel	Phytolacca
– braun	Ailanthus glandulosa
– heiß	Ailanthus glandulosa
– rote Zungenspitze	Phytolacca
– Schmerzen an Zungenwurzel	Phytolacca
– streckt die Zunge heraus	Lachesis
– trocken	Ailanthus glandulosa
– weiß mit roten Rändern	Lac caninum

42. Keuchhusten

Die Statistik zeigt, daß das Pertussisvakzin (Teil des DPT-Impfstoffes) keinen absoluten Immunisierungsschutz gegen den Keuchhusteninfekt bietet und daß bereits *vor* Einführung des Impfstoffes ein achtzigprozentiger Rückgang bei den ernsteren Komplikationen, die im Rahmen dieser Krankheit auftreten können, zu verzeichnen war. So hat es Keuchhustenepidemien gegeben, obwohl mehr als die Hälfte der Betroffenen geimpft war. Die einzige Altersgruppe, für die ein echtes Risiko von einer Keuchhusteninfektion ausgeht, ist die der Säuglinge, und diese können *sicher* vor der Krankheit geschützt werden, wenn in Absprache mit dem homöopathischen Arzt Mittel zur Vorbeugung oder zur

Behandlung der Krankheit entsprechend der in diesem Abschnitt genannten Empfehlungen eingesetzt werden. Unter den bekannten Nebenwirkungen, die unmittelbar nach der DPT-Impfung auftreten können, sind zum Beispiel anaphylaktischer Schock (eine lebensbedrohliche allergische Reaktion), unaufhörliches hohes Kreischen oder Heulen und Gehirnentzündung. Andere ernste Nebenwirkungen, die nicht ausgeschlossen worden sind, beinhalten etwa den plötzlichen Kindstod, Jugenddiabetes, neurologische Schäden, einige Gliederlähmungsformen und schlechte Konzentration. Wie bei den anderen Impfungen gegen Kinderkrankheiten liegen Beweise dafür vor, daß der Keuchhustenimpfstoff das Immunsystem schwächt und als einer der Hauptfaktoren angesehen werden kann, die für den Anstieg der Autoimmunkrankheiten verantwortlich sind (siehe Abschnitt 36).

Die Inkubationszeit bei Keuchhusten beträgt ungefähr sieben Tage, und das Anfangsstadium bzw. das katarrhalische Stadium, das etwa fünf Tage dauert, erinnert sehr an eine gewöhnliche, leicht fiebrige Erkältung. Darauf folgt als zweites Stadium das »Stadium convulsivum« mit den typischen Hustenanfällen, wobei es große Schwierigkeiten macht, Schleim abzuhusten. Die Hustenanfälle können so lange dauern, bis der Betroffene blau anläuft und zu ersticken scheint. Der Hustenanfall endet mit einem Keuchen, wenn das Kind mühsam Luft in seine Lungen einzieht. Am Ende eines solchen Anfalls kann es leicht zu Erbrechen kommen. Wenn man den Keuchhusten unbehandelt läßt, kann dieses Stadium länger als vier Wochen dauern, woraufhin ein Wochen oder Monate dauernder weniger schwerer Husten folgt. Nasenbluten oder blutunterlaufene Augen als Folge der heftigen Hustenanfälle können auftreten. Das Kind ist ab Einsetzen der Hustenanfälle ungefähr drei Wochen lang ansteckend. Krampfanfälle sind eine mögliche Komplikation und können eine halbe Stunde oder länger dauern. Sie kommen bei einem von einer halben Million (unbehandelter) Keuchhustenfälle vor. Alle diese potentiell ernsten Symptome können mit Hilfe einer homöopathischen Behandlung *ohne Probleme* vermieden werden, und die Dauer des Infekts kann deutlich verkürzt werden.

Pertussinum C30
Diese Nosode (siehe Seite 80) soll zweimal täglich eingenommen werden, wobei man sofort mit der Mittelgabe aufhört, wenn sich eine Besserung einstellt. Beim leichtesten Rückfall sollte man jedoch mit der Verabreichung fortfahren. Dieses Mittel ist das erste und einfachste, das bei der Behandlung von Keuchhusten in Frage kommt. Sie werden feststellen, daß Sie es nur wenige Tage lang benötigen.

Drosera C30
Dieses Hustenmittel ist besonders bei Keuchhusten von großem Nutzen. Das Kind hat einen typischen Keuchhusten, wobei es ihm von ungefähr Mitternacht bis drei oder vier Uhr morgens am schlechtesten geht. Im Liegen kommt es zu einer Verschlimmerung. Es kitzelt im Hals, wo auch eine große Trockenheit herrscht, welche den krampfartigen Husten auslöst. Der Hustenanfall kann so lange andauern, bis sich das Kind erbricht. Das Kind fühlt sich an der frischen Luft besser. Beim Sprechen, Lachen oder Schlucken geht es ihm schlechter. Aufgrund der Heftigkeit des Hustens kann es zu Nasenbluten kommen; auch Heiserkeit kann vorhanden sein.

Ipecacuanha C30
Wenn dieses Heilmittel angezeigt ist, können ebenfalls die typischen Keuchhustensymptome zu beobachten sein. Das wichtigste Erkennungsmerkmal ist jedoch, daß während des Hustens Blut aus der Nase oder dem Mund tritt. Aus dem Brustkorb ist starkes Schleimrasseln zu vernehmen, und das Kind ist eventuell

in der Lage, ein wenig Schleim abzuhusten. Es leidet unter starker Übelkeit, doch durch Erbrechen wird dies nicht gelindert. Beim Ipecacuanha-Typ ist die Zunge nie belegt. An der frischen Luft geht es dem Kind besser. Dieses Heilmittel hilft auch, wenn es zu Krampfanfällen kommt.

Bryonia
Wenn Bryonia angezeigt ist, wird der Husten durch die leichteste Bewegung ausgelöst. Das Kind ißt oder trinkt etwas, und sofort beginnt es zu husten und erbricht sich im Anschluß daran. Der krampfartige Husten schüttelt den ganzen Körper, und das Kind neigt dazu, sich die Brust während des Hustens zu halten. Es hat außerdem großen Durst. Bei Hitze geht es ihm schlechter. Wenn es tief durchatmet, kommt es ebenfalls zu einer Verschlimmerung. An der frischen, kühlen Luft und bei Druck tritt eine Besserung ein.

Vorbeugemaßnahmen

Zwei Methoden stehen zur Auswahl. Sie können sich für eine der beiden entscheiden, aber auch beide miteinander kombinieren.

- Wenn Ihr Kind noch sehr klein ist (bis es drei oder vier Jahre alt ist), können Sie ihm ab dem Zeitpunkt, zu dem es normalerweise seine erste Pertussis-Impfung bekommen würde, einmal im Jahr eine Dosis Pertussinum C30 verabreichen. Danach ist es viel besser, wenn das Kind die Krankheit bekommt und Sie sie wie oben beschrieben behandeln. Ansonsten befolgen Sie die nachstehenden Empfehlungen.
- Sie können Pertussinum-C30 auch erst dann verabreichen, wenn Sie erfahren, daß in Ihrer Nähe Keuchhusten ausgebrochen ist. Hier stehen wieder verschiedene Methoden zur Aus-

wahl, aber es ist wahrscheinlich am besten, das Heilmittel anfangs zweimal täglich zu verabreichen und dann drei weitere Dosen, von denen alle vier Tage jeweils eine gegeben wird. Anschließend geben Sie etwa alle zwei Wochen eine weitere Dosis, bis die Gefahr vorüber ist.

Ich würde keine der vorbeugenden Maßnahmen ergreifen, es sei denn, das Kind ist sehr klein (unter zwei oder drei Jahren) oder nicht sehr kräftig, in dem Fall würde ich mich an die zweite Empfehlung halten. Ansonsten ist es besser, abzuwarten und das Kind zu behandeln, wenn es die Krankheit tatsächlich hat. Auf diese Weise erhält es eine lebenslängliche Immunität. Das Kind wird außerdem erheblich weniger leiden müssen, da die Krankheit von sehr viel kürzerer Dauer ist, wenn sie im akuten Fall homöopathisch behandelt wird.

43. Kinderlähmung*

Es gibt zwei verschiedene Arten des Polio-Impfstoffs, die jeweils unterschiedliche Nebenwirkungen haben können. Heutzutage besteht die größte Gefahr bei der Schluckimpfung in einer Ansteckung durch den Kontakt mit dem im Impfstoff enthaltenen Virus selbst, der einige Wochen nach der Immunisierung des Babys über den Mund und die Exkremente ausgeschieden werden kann. Bedauerlicherweise verursacht dieser Virus die schwerste Form der Kinderlähmung bei denen, die versehentlich damit in Berührung kommen. Weitere Nebenwirkungen, die unmittelbar nach der Schluckimpfung auftreten können, sind eine sehr schlechte Gewichtszunahme sowie andere Lähmungser-

* Die Kinderlähmung gehört zu den anzeigepflichtigen Krankheiten und muß unter der Aufsicht eines (homöopathischen) Arztes behandelt werden.

krankungen. Der andere Impfstoff, der heute selten gewordene IPV (= inaktivierte Polio-Vakzine), war durch einen anderen Virus verseucht worden, bei dem der Verdacht bestand, daß er krebserregend sei (dieser Impfstoff wurde in den fünfziger und sechziger Jahren am häufigsten eingesetzt). Nebenwirkungen von IPV umfassen verschiedene neurologische Komplikationen sowie Meningitis und Gehirnentzündung.
Das Anfangsstadium der Kinderlähmung kann leicht als Grippe fehldiagnostiziert werden. Zu den Symptomen können Halsschmerzen, Schüttelfrost, Kopfschmerzen, Durchfall, Erbrechen, Fieber und Gliederschmerzen gehören. Das Fieber kann für einige Tage heruntergehen, bevor es ein zweites Mal ansteigt. Die Wirbelsäule ist möglicherweise sehr berührungsempfindlich, und das Beugen ist schwer und mit Schmerzen verbunden, da man sehr steif ist. Es kann zu Muskelzittern kommen. Als Test dafür, ob die Diagnose stimmt, kann man das Kind auffordern, seine Knie mit den Lippen zu berühren. Wenn es an Kinderlähmung erkrankt ist, kann es dies aufgrund der Empfindlichkeit und Steifheit in seinem schmerzenden Rücken und Hals nicht tun. (Dieser Test ist auch bei Meningitis anwendbar.) Die Gefahr bei dieser Krankheit besteht darin, daß während der ersten Tage plötzlich eine Lähmung eintreten kann. Frühe Anzeichen dafür sind Muskelzittern und/oder -steifheit und das Aufhusten, Spucken und Hochwürgen von Flüssigkeit. Beide Symptome können durch die Lähmung bestimmter Muskeln hervorgerufen werden. Die Inkubationszeit beträgt normalerweise sieben bis zwölf Tage, obwohl sie auch fünf bis fünfunddreißig Tage dauern kann.

Lathyrus sativus C30
Durch die Verwendung dieses Heilmittels kann eine mögliche Lähmung verhindert werden. Geben Sie ab dem Zeitpunkt, an dem Sie erstmals von einem Poliofall in Ihrer Nähe gehört haben,

am Morgen und Abend desselben Tages Lathyrus sativus C30. Dann ist es sehr unwahrscheinlich, daß sich die Krankheit übertragen wird. Wenn Ihr Kind sich angesteckt hat und bereits ein Zittern, eine Empfindlichkeit oder Steifheit der Muskeln zeigt, verabreichen Sie in Abstimmung mit einem erfahrenen homöopathischen Arzt etwa alle vierzig Minuten Lathyrus sativus C30, und hören Sie auf, sobald sich eine Besserung zeigt. Es ist sehr unwahrscheinlich, daß Sie mehr als nur wenige Dosen verabreichen müssen. Das Kind wird vermutlich einschlafen und sich sehr viel besser fühlen, wenn es wieder aufwacht. Wiederholen Sie die Mittelgabe, falls die Symptome wiederkehren.

Gelsemium C12

Beim Gelsemium-Typ ist eine große Angst vor der Krankheit und ihren Folgen zu beobachten, ebenso Zittern und Lethargie. Das Mittel kann dazu verwendet werden, die Krankheit während des Anfangsstadiums zu behandeln, sowie zur Verhinderung eines möglichen Ausbruchs. Die Fiebersymptome sind von einem Schweregefühl im Kopf, in den Augenlidern und den Gliedern begleitet. Während das Kind abwechselnd friert und schwitzt, ist ein Schütteln und Beben festzustellen; auch Zittern, Schwäche und Schwere sind zu beobachten. Die Kopfschmerzen werden bei starkem Wasserlassen besser. Das Kind hat keinen Durst, nicht einmal während des Fiebers. Es kann zu Schluckbeschwerden kommen, und das Kind bringt Gegessenes und Getrunkenes aufgrund der Muskelschwäche oder Muskellähmung eventuell wieder herauf. Dieses Heilmittel ist besonders bei warmem, mildem und feuchtem Wetter angezeigt, während eines feuchten Sommers oder im frühen Herbst. Eventuell ist eine C30-Potenz erforderlich, aber normalerweise benötigt man nichts weiter als Gelsemium C12.

Eupatorium perfoliatum C6
Dieses Heilmittel ist angezeigt, wenn das Kind starke Prellungs- oder Muskelschmerzen in den Gliedern und im Rücken hat. Diese fühlen sich so an, »als würden ihm alle Knochen gebrochen«, und das Kind wagt vor Schmerzen nicht, sich zu bewegen. Während es Schüttelfrost hat, ist ein Zittern und Schütteln zu beobachten. Erbrechen bringt Linderung; Bewegung führt zu einer Verschlimmerung, und kalte Luft bewirkt ebenfalls eine Verschlimmerung. Außerdem kommt es in regelmäßigen Abständen zu einer Verschlechterung, besonders zwischen sieben und neun Uhr morgens. Wie bei Gelsemium ist Eupatorium perfoliatum am ehesten während des Anfangsstadiums dieser Krankheit angezeigt. Es beugt ernsteren Entwicklungen vor.

Physostigma C12
Die Muskeln sind schwach und zittern, insbesondere am unteren Rücken und in den Gliedern, über die das Kind keine Kontrolle mehr hat. Die Pupillen sind verkleinert, und die Augenmuskeln zucken. Im allgemeinen geht es dem Kind bei Kälte schlechter. Kaltes Wasser verschlimmert seinen Zustand so sehr, daß es sogar Angst davor hat. Auch Zugluft wirkt verschlimmernd. Symptome wie Lähmungen und Taubheit sind auf der linken Seite schlimmer. Der Gang ist unkoordiniert und zittrig.

Belladonna
Die Krankheit setzt schnell ein, und das Kind fühlt sich glühendheiß an. Die Haut ist rot und trocken, aber unter den Haaren, der Kleidung und unter der Bettdecke eher feucht und verschwitzt. Die Pupillen sind erweitert, und die Augen schmerzen bei Licht mehr. Bei Zugluft geht es dem Kind schlechter. Es ist meist wütend und reizbar, zumindest jedoch mürrisch und schwierig. Es ist überempfindlich, und bei Lärm geht es ihm schlechter. Eine Verschlechterung bzw. das erste Auftreten der Symptome ist um

drei Uhr nachts oder um drei Uhr nachmittags zu beobachten. Das Kind hat Durst, besonders auf Zitronenlimonade. Wenn es dazu in der Lage ist, sitzt es halb aufrecht auf Kissen gestützt, insbesondere wenn es auch Kopfschmerzen hat. Die Schmerzen sind klopfend oder pulsierend, krampfartig oder spasmodisch. Wenn die Temperatur sehr hoch ist, kann sogar ein Delirium einsetzen, wobei das Kind unruhig ist. An den Extremitäten fühlt es sich kalt an, und sein Gang ist taumelnd und von Schwäche gekennzeichnet. Die Glieder sind von Zuckungen und Krämpfen betroffen, wobei ein starkes Lähmungsgefühl verspürt wird. Der Rücken kann sich anfühlen, als sei er gebrochen, wobei der Hals- und obere Rückenbereich steif sind. Beginnen Sie in Absprache mit Ihrem homöopathischen Arzt mit Belladonna C6, es sei denn, Ihr Kind ist sehr verärgert oder auch unruhig. Dann sollten Sie mit Belladonna C30 beginnen. Eventuell ist eine C200-Potenz erforderlich, insbesondere wenn es zu einem Delirium kommt.

Vorbeugemaßnahmen

Von den folgenden beiden Vorbeugemaßnahmen würde ich bei sehr kleinen Babys die erste und in den anderen Fällen die zweite Methode empfehlen.

- In Absprache mit Ihrem homöopathischen Arzt können Sie ab dem Zeitpunkt, zu dem Ihr Kind normalerweise die erste Schluckimpfung gegen Kinderlähmung bekäme, einmal im Jahr Poliomyelitis C30 geben (Nosode; siehe Seite 80).
- Wenn es in Ihrer Nähe zu einem Ausbruch der Krankheit kommt oder wenn Sie mit Ihrer Familie in ein Land fahren, wo ein Kinderlähmungsrisiko besteht, geben Sie zuerst am Morgen und am Abend desselben Tages Lathyrus sativus C30 und dann drei weitere Dosen, von denen Sie jeden vierten Tag eine

verabreichen. Anschließend geben Sie alle zwei Wochen eine Dosis, bis die Gefahr vorüber ist.

44. Meningitis*

Meningitis ist eine Entzündung der Rückenmarks- oder Hirnhäute. Sie setzt mit Fieber, Appetitverlust, Verstopfung und Kopfschmerzen ein. Licht verursacht Schmerzen in den Augen, und der Betroffene kann Lärm nicht ertragen. Mögliche Folgen sind Delirium, Steifheit des Halses und Krampfanfälle. Bei einem Kind sind eine erhöhte Temperatur, Erbrechen und Krampfanfälle möglicherweise die einzigen offensichtlichen Symptome. Um die Diagnose durch einen Test zu bestätigen, kann man das Kind auffordern, seine Knie mit den Lippen zu berühren. Wenn es an Meningitis erkrankt ist, kann es dies aufgrund der Nackensteife nicht tun. Während des Fiebers kann es zu Erbrechen kommen, und manchmal erscheint ein rosafarbener, pickeliger Ausschlag am Körper. In den letzten Jahren ist die Krankheit vermehrt aufgetreten, was möglicherweise darauf zurückgeführt werden kann, daß die Vitalität der Kinder durch die vielen Impfungen in der Kindheit schwächer ist als je zuvor.
Man kann der Krankheit zu einem gewissen Grad vorbeugen, indem man die Meningitis-Nosode (siehe auch Seite 80) wie unten beschrieben einsetzt. Meningitis-Nosode besteht aus dem Meningitis-Erreger. Meningitis-Epidemien können alle Altersgruppen betreffen, aber Babys und Kleinkinder sind am meisten gefährdet, insbesondere wenn sie in Kindertagesstätten untergebracht werden, bevor sie ganz aus dem Windelalter heraus sind. Abgesehen davon sind gut ernährte Kinder kaum von dem Risiko

* Jede Meningitis ist eine ernsthafte Erkrankung, deren Behandlung der Aufsicht eines (homöopathischen) Arztes bedarf.

betroffen. Man sollte sich außerdem vergegenwärtigen, daß Meningitis als eine der vielen möglichen Nebenwirkungen anderer Impfungen auftreten kann, was bedeutet, daß Ihr Kind keinem so hohen Meningitisrisiko ausgesetzt ist, wenn Sie es nicht immunisieren lassen.
Zur Selbstbehandlung Ihres Kindes unter ärztlicher Aufsicht sind im folgenden die Symptombilder von Heilmitteln aufgeführt, die am häufigsten bei Meningitis angezeigt sind und die Sie möglicherweise ohnehin bereits im Haus haben, da sie auch bei anderen Beschwerden in diesem Buch empfohlen werden. Wenn Sie grundsätzlich homöopathische Heilmittel zur Behandlung von fieberhaften Erkrankungen einsetzen, können Sie übrigens den Ausbruch einer Meningitis verhindern, ohne es selbst zu wissen. Denken Sie daran, daß bei der Homöopathie die Gesamtsymptomatik und nicht die Diagnose für die Wahl des Heilmittels ausschlaggebend ist.

Aconitum
Wenn Aconitum zur Behandlung einer Meningitis angezeigt ist, wird der Ausbruch möglicherweise durch unterdrücktes Schwitzen, eine innere Verletzung, Wut oder starke Gefühle ausgelöst, eventuell auch durch ein Übermaß an Sonne, insbesonders wenn man in der Sonne eingeschlafen war. Die Krankheit setzt normalerweise sehr plötzlich ein. Dem Betroffenen geht es besser, wenn er nicht zugedeckt wird und es kühl ist. Gegen neun Uhr abends kommt es zu einer Verschlimmerung der Symptome. Das Kind hat großen Durst, seine Augen schmerzen bei Licht, und die Pupillen sind verkleinert. An Armen, Beinen, Händen und Füßen fühlt sich das Kind möglicherweise taub, kraftlos und kalt, und in den unteren Gliedmaßen verspürt es schneidende Schmerzen. Es hat möglicherweise ein kribbelndes, stechendes oder prickelndes Gefühl am Rücken, insbesondere im Bereich der Wirbelsäule. Das Gesicht hat einen ängstlichen Ausdruck, ist meist sehr rot,

heiß und trocken, kann jedoch auch stark erblassen, wenn sich das Kind aufsetzt. Gelegentlich ist das Gesicht auch auf der einen Seite feuerrot und auf der anderen blaß. Im Stirnbereich sind die Kopfschmerzen am schlimmsten – sie sind heftig, berstend und vor allem brennend. Was die Stimmung betrifft, ist das Kind äußerst furchtsam, ängstlich und unruhig und glaubt, es müßte sterben. Das Fieber ist normalerweise sehr hoch, wobei sich der Patient brennend heiß und trocken anfühlt, rot aussieht und häufig in einem Delirium ist.

Wenn es zu einem Delirium kommt, beginnen Sie in Absprache mit dem homöopathischen Arzt mit Aconitum C200. Wenn die Geistes- und Gemütssymptome so betont sind wie hier beschrieben, verwenden Sie ansonsten Aconitum C30. Denken Sie daran, daß das Heilmittel bei einem sehr hohen Fieber öfter genommen werden muß, aber halten Sie sich bei den Einnahmen immer an die in Abschnitt 10 gegebenen Empfehlungen. Nach Verabreichung des Heilmittels folgt sehr schnell eine Besserung.

Belladonna

Dies ist eines der am häufigsten verwendeten Heilmittel bei Meningitis. Wie bei Aconitum setzt die Krankheit plötzlich ein. Eine erhöhte Anfälligkeit liegt oft vor, nachdem das Kind Nässe, Kälte, Wind oder sehr heißer Sonne ausgesetzt war; auch während des Zahnens ist dies möglich. Das Kind ist sehr empfindlich gegenüber Lärm, Zugluft und Licht. Die Pupillen sind erweitert, und die Bindehaut ist gerötet. Das Kind hat einen wütenden und zornigen Gesichtsausdruck; das Gesicht ist feuerrot und fühlt sich sehr heiß an. Die Adern im Gesicht und am Kopf sind geschwollen und klopfen. Während sich der Kopf sehr heiß anfühlt, ist das Kind am Rest des Körpers und an den Gliedmaßen möglicherweise sehr kalt. Obwohl es im allgemeinen sehr trocken ist, schwitzt es möglicherweise unter der Kleidung und unter den Haaren. Die Kopfschmerzen sind betäubend und pulsierend und steigen vom Nacken in den Kopf auf, wobei es zu einer Linderung kommt, wenn das Kind den Kopf nach hinten beugt. Es bohrt seinen Kopf ins Kissen, obwohl die Kopfschmerzen selbst durch Bewegung verschlimmert werden. Was die Stimmung betrifft, ist es im günstigsten Fall mürrisch, normalerweise jedoch wütend, reizbar und ziemlich verärgert. Der ganze Körper kann durch Krämpfe geschüttelt werden, wobei sich das Gesicht verzerrt. Diese Krämpfe werden bei der geringsten Berührung oder bei Licht schlimmer. Das Kind kann unter klopfenden und brennenden Schmerzen in der Wirbelsäule sowie unter Krämpfen und Zuckungen in den Armen und Beinen leiden.

Wenn es zu einem Delirium kommt, ist es möglich, daß das Kind beißt, vor sich hin murmelt und stöhnt. Außerdem hat das Kind dann eventuell Schreckensvisionen und sieht Ungeheuer und Gespenster.

Alles in allem ist Belladonna C30 am ehesten angezeigt, da die Geistes- und Gemütssymptome normalerweise sehr betont sind. Wenn jedoch ein Delirium vorliegt, ist eine C200-Potenz erforderlich. Innerhalb kurzer Zeit nach Einnahme des Heilmittels sollte sich eine Besserung zeigen.

Bryonia

Wenn dieses Heilmittel angezeigt ist, liegt eine Meningitis vor, die durch die Unterdrückung eines wie auch immer gearteten Ausschlags hervorgerufen wurde. Bei der Behandlung von Meningitis ist Bryonia oft ein gutes Folgemittel nach Belladonna. Das Kind scheint den Kiefer ständig zu bewegen, als würde es etwas kauen. Viele der hier vorliegenden Symptome sind durch Trockenheit gekennzeichnet: Der Mund ist ausgetrocknet. Die Lippen schmerzen vor Trockenheit und Wundsein. Das Kind hat großen Durst. Der Stuhlgang ist entweder trocken, oder das Kind hat Verstopfung. Auch der Harnfluß kann eingeschränkt sein oder schmerzen. Die Schmerzen sind stechend und werden bei der kleinsten Bewegung schlimmer. Die Gelenke und der Hals sind eventuell steif, und das Kind hat rasende Kopfschmerzen. Möglicherweise schielt es, wobei das Gesicht dunkelrot und aufgedunsen aussieht. Was die Stimmung betrifft, kann das Kind abwechselnd einmal hektisch, vorschnell und impulsiv und dann weggetreten, phlegmatisch und apathisch sein. Es leidet unter Übelkeit und fühlt sich bei der geringsten Bewegung einer Ohnmacht nahe.

Man beginnt mit Bryonia C6; es sei denn, die Geistes- und Gemütssymptome sind sehr betont – dann sollte man mit Bryonia C30 beginnen. Wenn das Kind in ein Delirium gerät, ist eventuell eine C200-Potenz erforderlich.

Apis

Dies ist ein weiteres Heilmittel, das bei der Behandlung von Meningitis häufig im Anschluß an Belladonna gegeben wird. Es ist eher bei Säuglingen und Babys angezeigt als bei älteren Kindern. Oft folgt die Erkrankung auf die Unterdrückung oder die Ausbreitung eines entzündlichen Hautausschlags, der während einer anderen Infektionskrankheit aufgetreten ist. Das Kind bohrt eventuell seinen Kopf ins Kissen (wie bei Belladonna) und rollt den Kopf von einer Seite auf die andere. Das Gesicht und der Kopf sind katarrhalisch, und während des Schlafs oder der Bewußtlosigkeit gibt das Baby einzelne schrille Schreie von sich. Der Harn fließt eventuell spärlich, wobei der Harndrang jedoch sehr ausgeprägt ist. Das Kind hat trotz seines sehr trockenen Mundes und der trockenen Zunge, auf der sich Bläschen gebildet haben, keinen Durst. Aber gelegentlich möchte es vielleicht gerne Milch trinken, wodurch es ihm dann auch bessergeht. Bei Bewegung, Berührung oder bei Hitze kommt es immer zu einer Verschlechterung. Was die Stimmung betrifft, ist das Kind möglicherweise äußerst unruhig, oder es scheint völlig apathisch zu sein und reagiert weder auf Licht noch auf Lärm. Auf der Haut können sich Ödeme bilden, außerdem sehr rote Flecken, die an Nesselausschlag erinnern.

Man beginnt mit Apis C6, geht aber auf eine C30-Potenz über, wenn die Geistes- und Gemütssymptome wie oben beschrieben sehr betont sind oder wenn das Kind im Schlaf aufschreit. Eventuell ist eine C200-Potenz angezeigt.

Arnica

Wenn dieses Heilmittel angezeigt ist, handelt es sich um eine Meningitis, die möglicherweise auf ein Trauma oder auf eine Verletzung folgt, obwohl die Krankheit erst Wochen nach dem traumatischen Ereignis zum Ausbruch kommen kann. Im Gesicht und am Kopf ist das Kind heiß und gerötet, während es am Rest des Körpers sehr kalt ist. Es erschaudert und weicht zurück, wenn es von etwas berührt wird, sogar wenn es nicht bei Bewußtsein ist. Wenn es bewußtlos ist, schreit es vielleicht auf und bohrt seinen Kopf ins Kissen. Die Halsmuskeln sind sehr schwach und können den Kopf kaum halten. Bei Berührung oder Druck verschlimmern sich außerdem die Halssymptome. Eventuell leidet das Kind unter nervösen Zuckungen, sogar im tiefsten Schlaf. Es kann zu ungewollten Darm- und Blasenentleerungen kommen.

Es ist immer am besten, in einem solchen Fall mit Arnica C30 anzufangen, da die Ursache der Erkrankung von einem Trauma herrührt. Eine C200-Potenz ist wahrscheinlich nicht erforderlich.

Gelsemium

Wenn Gelsemium angezeigt ist, liegt eine Meningitis vor, die während des Zahnens oder aufgrund von Sonnenbestrahlung ausgelöst werden kann. Das Kind ist außergewöhnlich schwach und erschöpft. Es kann nicht richtig laufen, sondern taumelt und bewegt sich sehr unkoordiniert. Seine Sicht ist verschwommen, und es kann den Kopf nicht geradehalten. Auch ist es nicht in der Lage, deutlich zu sprechen. Die Augenlider fallen halb zu, und die Hände und Füße sind eiskalt, während der Rest des Körpers heiß und geschwollen ist. Das Kind hat keinen Durst. Typische Symptome sind Übelkeit, Schwindelgefühle und Erbrechen. Diese Symptome treten eher bei mildem und warmem Wetter auf. Man beginnt mit Gelsemium C6, wird aber gelegentlich auch eine C30-Potenz benötigen. Der Gelsemium-Typ hat einen so niedrigen Energiespiegel und ist so schwach, daß es wirklich sehr ungewöhnlich wäre, wenn eine C200-Potenz benötigt würde.

Rhus toxicodendron

Dieses Heilmittel ist angezeigt, wenn die Meningitis nach der Unterdrückung eines Ausschlags oder nach einem nicht zum Ausbruch gekommenen Ausschlag während einer anderen Infektionskrankheit auftritt, auch wenn das Kind naß geworden ist oder – zum Beispiel beim Zelten – auf feuchtem Boden geschlafen hat. Es leidet unter reißenden Schmerzen und Steifheit in den Muskeln und Gelenken, was sich bei Feuchtigkeit und Kälte verschlimmert und im Liegen, oder wenn etwas Hartes gegen die schmerzenden Stellen gepreßt wird, verbessert. Das Kind hat Schwindelgefühle, und es schwankt beim Gehen; es empfindet den Kopf als sehr schwer und kann ihn kaum geradehalten. Die Kopfschmerzen erinnern an Prellungsschmerzen und strahlen bis zu den Ohren aus. Als Begleiterscheinung der Kopfschmerzen ist es möglich, daß Blut aus den Ohren oder der Nase tritt. Was die gefühlsmäßige Verfassung betrifft, ist das Kind äußerst ängstlich, unruhig und verzweifelt und außer sich vor Schmerzen.

Alles in allem benötigen Sie außer Rhus toxicodendron C6 keine weitere Potenz, es sei denn, die Geistes- und Gemütssymptome sind sehr betont. Dann sollte man mit einer C30-Potenz beginnen.

Vorbeugemaßnahmen

Um der Meningitis vorzubeugen, kann man in Absprache mit dem homöopathischen Arzt folgende Vorbeugemaßnahmen ergreifen. Bei Säuglingen und Kleinkindern ist die zweite Methode vorzuziehen.

- Geben Sie ab dem Zeitpunkt, zu dem Ihr Kind normalerweise die erste HIB-Impfung bekäme, einmal im Jahr eine Dosis Meningitis-Nosode C30.
- Wenn in Ihrer Nähe eine Epidemie ausgebrochen ist, geben Sie zuerst am Morgen und am Abend desselben Tages eine Dosis Meningitis-Nosode C30 und dann insgesamt drei weitere Dosen, von denen alle vier Tage jeweils eine verabreicht wird. Anschließend geben Sie alle zwei Wochen eine Dosis, bis die Gefahr vorüber ist.

45. Abschließende Bemerkungen zum Thema Vorbeugung

Wenn Sie die in diesem Kapitel aufgeführten Vorbeugemaßnahmen durchführen wollen und Ihre Kinder noch sehr klein sind, ist es für Sie vielleicht am einfachsten, einige der Heilmittel miteinander zu kombinieren. Damit ist gemeint, daß Sie – in Absprache mit Ihrem homöopathischen Arzt – anstatt der DPT-Impfung und der Schluckimpfung gegen Kinderlähmung eine Dosis Diphtherinum C30 kombiniert mit Pertussinum C30, Poliomyelitis C30 (und eventuell auch Tetanus C30) geben können; oder anstatt der MMR-Impfung können Sie Morbillinum C30 kombiniert mit Parotidinum C30 und Rubeolae C30 geben. Gegenwärtig wird die erste DPT-Impfung und die erste Schluckimpfung durchgeführt, wenn das Kind ungefähr zwei bis drei Monate alt ist,

und die erste MMR-Impfung erfolgt im Alter von fünfzehn Monaten.
Wahrscheinlich ist es jedoch besser, die Heilmittel getrennt zu verabreichen. Dann wäre ein vierwöchiger Abstand zwischen den einzelnen Mittelgaben angebracht. Wenn Ihr Kind zum Beispiel im September seine MMR-Impfung bekommen sollte, können Sie Ende August Morbillinum C30, Ende September Pertussinum C30 und Ende Oktober Rubeolae C30 geben. Oder wenn die DPT-Impfung und die Schluckimpfung im März fällig wären, können Sie Ende Februar Diphtherinum C30, Ende März Pertussinum C30, Ende April Poliomyelitis C30 und eventuell Ende Mai Tetanus C30 geben. (Lesen Sie auch Abschnitt 15 über die Vorbeugung gegen Tetanus, die meiner Meinung nach einer routinemäßigen Verabreichung der Tetanus-Nosode vorzuziehen ist.)
Für welche der erörterten Methoden Sie sich auch immer entscheiden, Sie müssen unbedingt eine schriftliche Aufzeichnung der durchgeführten Maßnahmen an einem sicheren Ort aufbewahren. Dies ist von größter Wichtigkeit, damit Sie genau wissen, was bereits gemacht wurde und wann die nächste Dosis fällig ist.
Es ist jedoch im Grunde sehr viel besser, wenn das Kind die harmlosen der Kinderkrankheiten wirklich übersteht, nicht nur der Erlangung lebenslänglicher Immunität wegen, sondern auch weil es dann die miasmatischen Schwächen, die wir alle geerbt haben, bis zu einem gewissen Grad abbauen kann. Der einzige Zeitraum, in dem homöopathische Vorbeugemaßnahmen in Betracht gezogen werden sollten, ist vielleicht der, wenn das Kind noch keine zwei bis drei Jahre alt ist; und auch dann sollten nur Vorbeugemaßnahmen gegen solche Krankheiten durchgeführt werden, die in diesem Alter gefährlich sind, nämlich gegen Keuchhusten, Diphtherie und Kinderlähmung. Wenn ein Mitglied Ihrer Familie eine dieser Krankheiten bekommt, müssen Sie

Ihren Arzt darüber informieren. Einige dieser Infektionskrankheiten sind nämlich meldepflichtig.

Hepatitis B

Eine Impfung gegen Hepatitis B ist erst vor kurzem für Säuglinge und Kinder eingeführt worden. Bei Hepatitis B handelt es sich um eine Krankheit, die vor allem durch geschlechtliche Kontakte übertragen wird. Bisher wurden nur Angehörige sogenannter Risikogruppen immunisiert, und es scheint eine unglaubliche Torheit zu sein, das Immunsystem eines Babys ohne ersichtlichen Grund durch eine absolut unnötige Impfung noch mehr zu schädigen. Die Nebenwirkungen dieses Impfstoffes sind zu zahlreich, um sie hier aufzuzählen. Außerdem ist die Impfung anscheinend nicht von langfristiger Wirkung.

V Materia medica

Dieses Kapitel enthält eine kurze Materia medica der am häufigsten in diesem Buch empfohlenen Heilmittel. In dieser Materia medica werden *ausschließlich die wesentlichsten Eigenschaften* der Heilmittel beschrieben, und es sind nur Einzelheiten über die Beschwerdearten, die auch Thema dieses Buches sind, darin enthalten. Sie können dieses Kapitel benutzen, um abzuklären, ob ein gewähltes Heilmittel auch wirklich die im jeweiligen Fall ähnlichste Arznei ist. Ferner kann es nützliche Hinweise enthalten, wenn Sie leichtere akute Beschwerden therapieren möchten, die in diesem Buch nicht aufgeführt sind. So behandelte eine meiner Kursteilnehmerinnen ihren Sohn mit Belladonna C6, als dieser aufgrund eines eingewachsenen Nagels unter einem akut entzündeten Zeh litt. Eingewachsene Zehennägel waren nicht Thema des Kurses gewesen, aber sie erkannte die Ähnlichkeit zwischen den vorliegenden Symptomen und dem Arzneimittelbild von Belladonna. Die Symptome lauteten: stark gerötet, heiß und geschwollen, Verschlimmerung bei der geringsten Berührung, nicht eitrig, aber aufgrund der Schwellung gerötete, glänzende und gestraffte Haut. Obwohl Belladonna nicht zur Behandlung chronisch eingewachsener Zehennägel angezeigt ist (wofür eine professionelle Konstitutionsbehandlung notwendig wäre), wurden die akuten Symptome auf diese Weise sehr schnell geheilt, und der Zehennagel fiel nicht ab, wie er es in der Vergangenheit immer getan hatte.

Einige homöopathische Heilmittel sind nicht miteinander vereinbar, wenn sie in kurzen Abständen aufeinander gegeben werden. Die folgenden Heilmittelpaare sollten deshalb nicht unmittelbar nacheinander verabreicht werden. Was die in diesem Buch beschriebenen Beschwerden betrifft, ist es meist sehr unwahrscheinlich, daß Sie die beiden Mittel in kurzen Abständen nacheinander geben würden. Die Arzneimittelpaare, bei denen es jedoch eher wahrscheinlich ist, wurden mit einem Sternchen versehen:

* Causticum und Phosphorus
* Silicea und Mercurius solubilis
* Rhus toxicodendron und Apis
* Belladonna und Dulcamara
Dulcamara und Lachesis
Ignatia und Nux vomica
Ignatia und Tabacum

Aconitum

Ursachen: Schreck; Aufenthalt in trockener Kälte und Wind.
Hauptanwendungsgebiete: akute Entzündungen, Sekretstau, Fieber, Erkältungen, besonders im Anfangsstadium. Heiß, brennend, rot und trocken. Schreck. Trockenheit.
Geistes- und Gemütssymptome: große Angst und Unruhe; wahnsinnig vor Angst und/oder wegen der Stärke der Schmerzen; Ängstlichkeit und Unruhe bei allen Beschwerden, sogar bei scheinbar geringfügigen. Glaubt eventuell, sterben zu müssen (siehe Arsenicum album).
Schmerzen: intensiv, brennend, kribbelnd, Taubheit.
Erscheinungsbild: normalerweise widerstandsfähige Menschen, die krank sind. Im akuten Fall ängstlicher Ausdruck. Das Gesicht kann abwechselnd blaß und gerötet sein (siehe Ferrum phosphoricum) oder wird beim Aufsetzen sehr blaß. Eine Wange kann sehr heiß und rot und die andere blaß sein (siehe Chamomilla). Verkleinerte Pupillen.

Puls: entweder kräftig und deutlich oder kaum fühlbar.
Appetit: großer Durst auf kalte Getränke, Wasser; bevorzugt wenn möglich bittere Getränke wie Bier. Milch wirkt verschlimmernd.
Bewegung/Körperhaltung: sehr unruhig, wirft sich hin und her.
Temperatur/Wetter: Wärme und Hitze wirken verschlimmernd; Verbesserung bei Freilegen, bei frischer Luft und Kühle (aber denken Sie daran, daß eine akute Erkrankung oft dadurch ausgelöst wird, daß man trockener Kälte und Wind ausgesetzt war).
Tempo/Zeit: immer plötzliches Einsetzen; Anfangsstadium einer akuten Erkrankung; abends schlimmer (besonders um zirka neun Uhr abends); nachts ebenfalls schlimmer.
Berührung/Druck: Berührung und Druck wirken verschlimmernd.
Körpersekrete: Bei diesem Arzneimittelbild liegt extreme Trockenheit vor – trockener kruppartiger Husten, trockene Augen; Verschlimmerung bei trockener Kälte und Wind, heiße und trockene Entzündungen. Wenn das Fieber umschlägt, bringt Schwitzen Erleichterung.
Andere Modalitäten: Augen schmerzen bei Licht; Pupillen sind verkleinert. Allgemeine Verschlechterung bei Lärm.

Antimonium tartaricum

Ursachen: feuchte Wohnbedingungen/Aufenthalte in feuchter Umgebung.
Hauptanwendungsgebiete: besonders während der Kindheit und im Alter angezeigt. Große Schwäche möglich. Starke Schleimansammlung im Brustraum. Husten und pustulöser Ausschlag bei Windpocken. (Antimonium tartaricum ist jedoch nicht das einzige homöopathische Mittel zur Behandlung von pustulösem Ausschlag. Dafür steht eine große Anzahl von Heilmitteln zur Ver-

fügung, und *wie immer muß das Mittel dem vorliegenden Gesamtbeschwerdenbild des Patienten entsprechen*, um im jeweiligen Fall homöopathisch zu sein und eine Genesung bewirken zu können – Ausschlag ist sowieso fast immer Teil einer chronischen, tieferliegenden Störung, die der Laie nicht zu behandeln versuchen sollte.)

Geistes- und Gemütssymptome: reizbar, leicht verärgert oder apathisch. Berührung wirkt verschlimmernd, aber Kinder klammern sich eventuell an den Menschen in ihrer Nähe fest und wollen getragen werden. Weinen und Jammern. Husten wird schlimmer, wenn das Kind wütend ist.

Erscheinungsbild: Um Mund, Nasenlöcher und/oder Augen kann das Kind bläulich, schwarz, grau aussehen. Üblicherweise dicker weißer Belag auf der Zunge mit roten Rändern oder Streifen.

Appetit: normalerweise kein Durst. Häufig Übelkeit, die durch Erbrechen gelindert wird.

Bewegung/Körperhaltung: Husten wird im Sitzen besser. Allgemeine Verschlechterung bei Bewegung.

Temperatur/Wetter: im Frühling und im Herbst schlimmer, ebenfalls bei Feuchtigkeit, Kälte und bei Überhitzung schlimmer.

Tempo/Zeit: normalerweise in der Spätphase eines Hustens angezeigt.

Berührung/Druck: Berührung wirkt verschlimmernd.

Körpersekrete: Abhusten bringt Linderung, ist jedoch sehr schwer. Kalter Schweiß am ganzen Körper.

Andere Modalitäten: Schläfrigkeit und Müdigkeit bei allen Beschwerden. Übelkeit wird durch Erbrechen gelindert.

Apis

Ursachen: Bißverletzungen, Insektenstiche, Stichwunden; unterdrückter Ausschlag.
Hauptanwendungsgebiete: wäßrige Schwellungen; die Ödeme bzw. Schwellungen erinnern an mit Wasser gefüllte Taschen.
Geistes- und Gemütssymptome: kleinlich, pingelig und ordentlich oder ungeschickt und unbeholfen. Zappelig und unruhig oder schwerfällig, langsam und gleichgültig. Bei Störung wütend. Schlimmer beim Alleinsein. Eifersüchtig. Benommenheit, eventuell plötzliche schrille Schreie.
Schmerzen: brennend oder stechend. Wund, wie Prellungsschmerzen.
Erscheinungsbild: betroffene Stelle verquollen und geschwollen. Schwellungen können durchsichtig sein oder eine glänzende rosa Farbe haben.
Appetit: kein Durst. Hat vielleicht Lust auf Milch oder auf Saures.
Bewegung/Körperhaltung: Unruhe, kann nicht stillhalten.
Temperatur/Wetter: Verschlimmerung bei Hitze, heißen Bädern, heißen Getränken; Verbesserung bei kühler Luft und kühlen Bädern.
Tempo/Zeit: plötzliches Einsetzen der Symptome. Verschlimmerung nach dem Schlafen.
Berührung/Druck: schlimmer bei Druck und bei der geringsten Berührung. Verbesserung im Kopfbereich durch Druck möglich.
Seite: auf der rechten Seite eventuell schlimmer.

Arnica

Ursachen: Schock nach Unfall, Verletzung, Operation, Geburt. Zeitumstellung nach Langstreckenflug.
Hauptanwendungsgebiete: Schock, leicht oder schwer. Prellun-

gen. Innere und äußere Blutungen; passive Blutungen (Blut spritzt nicht heraus), Operationen.
Geistes- und Gemütssymptome: Angst vor Nähe und/oder Berührung. Das Kind beharrt darauf, daß ihm nichts fehlt, obwohl es offensichtlich sehr krank ist. Kann benommen und unzusammenhängend wirken. Ist eventuell unruhig. Im Delirium werden richtige Antworten gegeben, wenn man es anspricht; wird danach jedoch sofort wieder bewußtlos. Besser, wenn es allein ist.
Schmerzen: wund, wie Prellungsschmerzen, als sei man geschlagen worden.
Erscheinungsbild: Blutergüsse, blutunterlaufen/Blutungen (passive Blutungen, Blut spritzt nicht heraus).
Bewegung/Körperhaltung: unruhig, wirft sich hin und her. Besser im Liegen, besonders wenn ausgestreckt. Schlimmer bei Anstrengung.
Temperatur/Wetter: Kopf kann heiß und Körper kalt sein (besonders während eines Fiebers).
Berührung/Druck: Berührung und Druck bewirken Verschlimmerung. Bett fühlt sich hart an.
Körpersekrete: übelriechender Schweiß, insbesondere bei Fieber.
Andere Modalitäten: Lärm wirkt verschlimmernd.

Arsenicum album

Ursachen: Genuß von Obst mit einem hohen Wassergehalt, Verzehr von schmutzigem Gemüse oder verschmutztem Wasser, insbesondere von kalten Speisen und Getränken. Verzehr von schlechtem Fleisch. Überanstrengung und Überhitzung. Aufenthalt in extremen Höhenlagen, Sauerstoffmangel.
Hauptanwendungsgebiete: Erschöpfung und abnehmende Kräfte. Leiden scheint gemessen an den eigentlichen Symptomen

unverhältnismäßig. Erbrechen und Durchfall treten gleichzeitig auf.

Geistes- und Gemütssymptome: extreme Ängstlichkeit und Unruhe. Der Patient ist pingelig, kritisch und verzweifelt darüber, vielleicht nicht zu genesen. Todesangst (siehe auch Aconitum). Kann Unordnung nicht ertragen. Sehr viel schlimmer, wenn man allein ist.

Schmerzen: brennende Schmerzen, die bei Hitze gelindert werden.

Erscheinungsbild: trockene Haut. Der Patient sieht verschrumpelt und alt aus, sogar wenn es sich um ein kleines Baby handelt. Oft auch totenblaß. Will in der Nähe des Heizkörpers sitzen, da Kälte große Verschlechterung bewirkt; möchte aber vielleicht auch, daß das Fenster geöffnet wird, damit frische Luft hereinkommt. Haut aufgrund von Körperabsonderungen wund und gerötet.

Appetit: quälender Durst. Trinkt aber nur schluckweise; trinkt niemals einen ganzen Becher auf einmal. Hat großes Verlangen nach sehr kaltem Wasser, was jedoch sofort wieder erbrochen werden kann; Verbesserung durch schluckweise getrunkenes warmes Wasser.

Bewegung/Körperhaltung: extreme Unruhe. Bewegung und Umhergehen bewirken Verbesserung. Wenn das Kind die Möglichkeit dazu hat, wechselt es vielleicht von einem Bett zum anderen, oder es geht im Zimmer auf und ab. Extreme Erschöpfung möglich.

Temperatur/Wetter: Das Kind friert normalerweise leicht; fühlt sich eiskalt, wenn es krank ist, und besser, wenn es dick eingepackt und in der Nähe der Heizung sitzt. Hat jedoch auch Verlangen nach frischer Luft, obwohl ihm so kalt ist, und besteht darauf, daß das Fenster weit geöffnet ist und die Heizung an ist. Brennende Schmerzen werden ebenfalls durch Hitze und heiße Anwendungen gelindert.

Tempo/Zeit: Verschlimmerung um Mitternacht oder kurz danach. Sehr plötzliche Abnahme der Kräfte und Erschöpfung, sogar aus ziemlich belanglosen Gründen.
Körpersekrete: Die Sekrete sind normalerweise beißend und bewirken Abschürfung und Wundsein der Haut.

Belladonna

Ursachen: Aufenthalt in naßkaltem Wetter; abkühlen, nachdem man aufgrund von Anstrengung heiß und verschwitzt war; sehr heiße Sonne; frisch gewaschene oder geschnittene Haare.
Hauptanwendungsgebiete: akute Entzündung/Sekretstau/Fieber. Hitze, Brennen, Schwellung, starke Rötung, Glänzen, Trockenheit.
Geistes- und Gemütssymptome: Von ziemlich mürrisch und schwer zufriedenzustellen bis zornig-wütend und streitsüchtig ist jede Stimmung möglich. Sehr unruhig und überempfindlich in bezug auf alle Eindrücke. Sieht im Delirium Ungeheuer und kann dann sehr heftig mit Schreien und Beißen reagieren.
Schmerzen: klopfend, pulsierend, krampfartig.
Erscheinungsbild: glänzende, leuchtendrote, heiße und trockene Entzündungen und Schwellungen. Wenn der Patient Fieber hat, ist das Gesicht feuerrot. Erweiterte Pupillen. Augen können gerötet sein.
Puls: kräftiger, deutlicher Puls.
Appetit: sehr großer Durst, insbesondere auf Zitronenlimonade oder kaltes Wasser.
Bewegung/Körperhaltung: Verschlimmerung bei Bewegung, bei Erschütterung und wenn der betroffene Körperteil herunterhängt. Sehr unruhig. Schlimmer im Liegen, besser in halb aufrechter Position auf Kissen gestützt oder wenn der Kopf nach hinten gebeugt wird.

Temperatur/Wetter: Verschlimmerung bei Kälte, Freilegen, Zugluft. Besserung im warmen Zimmer und bei geschlossenen Fenstern. Einsetzen durch Aufenthalt in Nässe, Kälte und Wind sowie durch heiße Sonne.
Tempo/Zeit: Verschlimmerung um etwa drei Uhr nachts oder drei Uhr nachmittags. Plötzliches Einsetzen. Schmerzen kommen und gehen plötzlich.
Berührung/Druck: Verschlimmerung bei der geringsten Berührung und bei Druck.
Körpersekrete: Obwohl sich der Patient sehr heiß anfühlt und gerötet und trocken wirkt, ist er unter den Haaren (insbesondere am Hinterkopf, wo er auf dem Kissen liegt) und unter der Kleidung feucht und verschwitzt.
Seite: Die Symptome sind auf der rechten Seite schlimmer oder nur auf der rechten Seite vorhanden (aber das bedeutet nicht, daß sie niemals linksseitig sein können).
Andere Modalitäten: Verschlimmerung beim geringsten Lärm. Überempfindlichkeit.

Bryonia

Ursachen: Aufenthalt in trockener Kälte und Wind; Genuß von kalten Speisen und Getränken bei körperlicher Überhitzung oder bei sehr heißem Wetter; Unterdrückung von Schwitzen oder Hautausschlägen. Aber auch finanzielle Sorgen können eine Ursache für die Anwendung von Bryonia sein.
Hauptanwendungsgebiete: Trockenheit aller Schleimhäute; Entzündung und Exsudation (das Austreten von Flüssigkeit in einen Körperhohlraum oder ein Organ).
Geistes- und Gemütssymptome: Verbesserung, wenn man allein ist, und Verschlechterung in Gesellschaft. Reizbar, schweigsam. Sorgen wegen Beruf, Geschäft oder Hausarbeit. Klingt abwei-

send und vorwurfsvoll. Man spricht im Delirium über die Arbeit und davon, nach Hause zu gehen, obwohl man bereits zu Hause ist.

Schmerzen: scharfe, stechende Schmerzen; Wundsein.

Erscheinungsbild: Gesicht sieht dunkelrot, aufgedunsen aus; Sekretstau. Lippen sind extrem trocken; der Patient fährt mit der Zunge darüber, um sie zu befeuchten, was jedoch verschlimmernd wirkt. Örtliche Schwellungen sind blaßrot.

Puls: kräftig und hastig.

Appetit: Der Patient hat extremen Durst auf kalte und warme Getränke. Trinkt viel auf einmal; trinkt hastig; Verbesserung bei warmen Getränken; Verschlechterung bei schweren, fettigen Speisen.

Bewegung/Körperhaltung: Schmerzen werden bei der geringsten Bewegung sehr viel stärker (wobei es möglich ist, daß die Schmerzen den Betroffenen zur Unruhe treiben, obwohl sie dadurch schlimmer werden). Schlimmer bei Erschütterung.

Temperatur/Wetter: bei heißem Wetter schlechter; an der kühlen, frischen Luft besser. Schlimmer bei plötzlichem Abkühlen, wenn man erhitzt war.

Berührung/Druck: Verschlimmerung bei leichter Berührung; bei festem Druck jedoch Verbesserung.

Tempo/Zeit: langsames Einsetzen über einen Zeitraum von einigen Tagen anstatt Stunden. Abends um neun Uhr eventuell schlimmer.

Körpersekrete: Bei diesem Heilmittel ist Trockenheit symptomatisch. Körperabsonderungen bzw. Ausschlag sind unterdrückt worden.

Seite: meist linksseitig.

Calendula

Hauptanwendungsgebiete: zur Stillung von Blutungen (unverdünnte Urtinktur). Zur Säuberung von Wunden mit Wasser zu verwenden. Als Lotion oder Salbe bei Verbrennungen, Schnittwunden, Schrammen. Zur Vorbeugung gegen Vereiterung; muß eventuell im Wechsel mit Hypericum verwendet werden. Nach Dammschnitt.
Körpersekrete: Blutungen.

Chamomilla

Ursachen: Zahnen, Wut, Schmerz.
Hauptanwendungsgebiete: extrem schlechte Laune und Reizbarkeit aufgrund von Schmerzen aller Art. Besonders nützlich während des Zahnens, sowohl zur Behandlung der Schmerzen als auch des Durchfalls.
Geistes- und Gemütssymptome: Zorn und Wut aufgrund der Schmerzen. Babys sind launisch, werfen weg, was sie zuvor verlangt haben. Das Baby fühlt sich besser, wenn es herumgetragen wird. Kämpft, wirft sich umher und schreit, wenn man versucht, es wieder ins Bett zu legen.
Schmerzen: unerträglich. Von Schwitzen und Hitze begleitet. Taubheit kann auf Schmerzen folgen. Wut aufgrund der Schmerzen.
Erscheinungsbild: Eine Wange ist rot und die andere blaß. Eine Seite des Gesichts bzw. des Kopfes ist heiß und gerötet und die andere kühl und blaß. Eine Körperhälfte ist heiß und gerötet, während die andere kühl und blaß ist – kann sich entweder auf die Vorder- oder Rückseite oder die obere und untere Körperhälfte beziehen.
Appetit: Der Patient verlangt nach kalten Getränken, die auch

eine Verbesserung bewirken. Bei heißen Getränken wird es sehr viel schlimmer. Durst auf kaltes Wasser. Vermehrter Speichelfluß.
Bewegung/Körperhaltung: Verbesserung, wenn das Kind getragen wird, insbesondere, wenn man dabei auf und ab geht; Verschlimmerung, wenn es im Bett liegen muß.
Temperatur/Wetter: allgemein heiß. Zahnungs- und Gaumenschmerzen werden durch warme Speisen und warme Getränke schlimmer, aber Magenschmerzen bzw. Koliken werden durch Wärme gelindert.
Berührung/Druck: Verschlimmerung bei Berührung.
Körpersekrete: Schmerzen sind von heißen Schweißausbrüchen begleitet.
Seite: einseitige Schmerzen, Hitze und Rötung.

Drosera

Ursachen: Keuchhusten.
Hauptanwendungsgebiete: unaufhörliches Husten; Hustenanfälle; Keuchhusten.
Geistes- und Gemütssymptome: schnell wütend. Schlimmer, wenn es allein ist.
Bewegung/Körperhaltung: Verschlimmerung im Liegen.
Temperatur/Wetter: besser an der frischen Luft, schlechter bei Wärme und Hitze.
Tempo/Zeit: von Mitternacht bis ungefähr drei Uhr morgens schlimmer.
Berührung/Druck: besser bei Druck.

Dulcamara

Ursachen: Aufenthalt in naßkaltem Wetter; plötzlicher Wetterwechsel von trocken-heißem auf naßkaltes Wetter. Herbst. Plötzliches Abkühlen.
Hauptanwendungsgebiete: Beschwerden aller Art durch Abkühlen, insbesondere wenn man bereits erhitzt und verschwitzt war.
Geistes- und Gemütssymptome: ungeduldig, dominant, schimpft. Macht aus einer Mücke einen Elefanten.
Schmerzen: zwickende, schneidende, kolikartige Schmerzen bei Durchfall, insbesondere im Nabelbereich.
Bewegung/Körperhaltung: Bewegung bewirkt fast immer Verbesserung.
Temperatur/Wetter: Verschlimmerung bei plötzlichem Temperaturwechsel, insbesondere wenn es kalt und naß wird, nachdem es heiß und trocken war. Schlimmer, wenn man abkühlt, nachdem man erhitzt und verschwitzt war. Schlimmer an warmen Tagen und in kalten Nächten. Schlimmer im Herbst. Besser bei trockener Wärme.
Tempo/Zeit: nachts allgemein schlechter.

Ferrum phosphoricum

Ursachen: kalter, unterdrückter Schweiß, Verletzungen.
Hauptanwendungsgebiete: örtlicher Sekretstau, Anfangsstadium von Fieber, Erkältung und Entzündung. Der Patient verbraucht nicht soviel Energie in seiner Krankheit wie bei Belladonna und Aconitum, ist aber auch nicht so träge und lethargisch wie im Fall von Gelsemium. Der Energiepegel liegt zwischen den beiden Extremen. Die Symptome können ziemlich unauffällig sein. Schwäche und Erschöpfung.
Geistes- und Gemütssymptome: unzufrieden oder gleichgültig,

sogar bei schönen Dingen; gelegentlich leicht erregbar; kann zwischen diesen Stimmungen wechseln. Ablehnend gegenüber Gesellschaft.
Schmerzen: Wundsein wie bei Prellungsschmerz.
Erscheinungsbild: abwechselnd gerötet und blaß. Örtliche Schwellungen sind blaß, nicht rot. In gesundem Zustand normalerweise eher blaß. Blutet leicht; blutunterlaufene Augen.
Appetit: Verschlechterung bei warmen Getränken; Verbesserung bei kalten Getränken. Kein Appetit; oder ißt, ohne dabei Freude zu empfinden.
Bewegung/Körperhaltung: Verbesserung bei sanfter Bewegung; Verschlechterung bei Anstrengung. Besser im Liegen. Schlechter bei Erschütterung.
Temperatur/Wetter: Kälte wirkt verschlimmernd. Verlangt nach frischer Luft und fühlt sich in stickigen Zimmern schlechter. Örtlicher Sekretstau und Hitzewallungen. Friert normalerweise leicht.
Tempo/Zeit: Anfangsstadium bei akuter Entzündung mit Fieber. Kann nachts schlimmer sein. Symptome setzen normalerweise ziemlich schnell ein.
Körpersekrete: Körperabsonderungen sind mit Blut durchzogen. Schlechte Auswirkungen unterdrückten Schwitzens. Blutet leicht.
Andere Modalitäten: schlimmer bei Lärm.

Gelsemium

Ursachen: heißes Klima, heißer Sonnenschein, Sommer. Feuchtes, heißes, schwüles Wetter. Vorübergehende Ängste vor einem bestimmten Ereignis.
Hauptanwendungsgebiete: Muskel- und Gliederschmerzen, Schwäche und Zittern. Schwere, Schläfrigkeit, Mangel an mus-

kulärer Koordination, sogar Lähmung. Diese Symptome sind von Fieber begleitet.
Geistes- und Gemütssymptome: Nervosität; vorübergehende Ängste vor einem bestimmten Ereignis. Schütteln und Zittern aus Angst. Lieber allein; möchte niemand in der Nähe haben, auch wenn sich der Anwesende ruhig verhält. Apathisch. Benommen.
Schmerzen: Muskel- und Gliederschmerzen, Schwere, Wundsein.
Erscheinungsbild: Schütteln, Zittern, halb geschlossene Augenlider. Zitternde Hände.
Puls: langsamer, schwacher Puls.
Appetit: kein Durst, nicht einmal bei Höhepunkt des Fiebers. Bekommt vielleicht während des Schwitzens Durst. Trockener Mund und Lippen, aber kein Durst.
Bewegung/Körperhaltung: allgemeine Verschlechterung bei Bewegung aufgrund extremer Müdigkeit. Schlimmer bei abwärtsgerichteter Bewegung. Besser bei fortgesetzter sanfter Bewegung. Besser, wenn man halb aufrecht auf Kissen gestützt sitzt, insbesondere wenn auch Kopfschmerzen vorhanden sind.
Temperatur/Wetter: allgemeine Verschlechterung bei Hitze. Verschlimmerung bei schwüler, feuchter, heißer Witterung. Heißer Kopf, aber kalter Körper. Frostschauer ziehen den Rücken hinauf und hinunter, obwohl man erhitzt und verschwitzt ist.
Berührung/Druck: Das Kind möchte während des Zitterns und Schüttelns gehalten werden.
Tempo/Zeit: langsames Einsetzen.
Körpersekrete: Reichliches Wasserlassen bringt Erleichterung, insbesondere wenn Kopfschmerzen vorhanden sind. Schwitzen bewirkt allgemein Verbesserung.

Hepar sulfuris

Ursachen: Aufenthalt in trocken-kaltem Wind.
Hauptanwendungsgebiete: Eiterungsneigung. Anfangsstadium einer Eiterung, bevor und nachdem sich Eiter gebildet hat. Geistig und körperlich überempfindlich. Trägheit bei herabgesetzter Austreibungskraft. Übelriechende Körpersekrete.
Geistes- und Gemütssymptome: Überempfindlichkeit gegenüber Schmerzen und allen Eindrücken. Allgemein empfindlich. Streitsüchtig, reizbar, unzufrieden. Hastig und impulsiv.
Schmerzen: stechende Schmerzen wie von spitzen Splittern.
Appetit: Lust auf scharf und anregend Schmeckendes wie Essig, Saures und Eingemachtes. Trinkt hastig.
Temperatur/Wetter: leicht fröstelnder Mensch; schlimmer bei kaltem und trockenem Wind sowie bei Zugluft. Besser, wenn die Fenster geschlossen sind. Feuchtes Wetter bewirkt Verbesserung, insbesondere bei Husten und Krupp.
Berührung/Druck: Verschlimmerung bei der geringsten Berührung und bei Druck. Schlimmer, wenn man auf der betroffenen Stelle liegt.
Tempo/Zeit: nachts schlimmer, besonders in den frühen Morgenstunden ab etwa fünf Uhr. Anfangsstadium der Eiterbildung, Spätphase einer Erkältung.
Körpersekrete: Absonderungen sind dicklich oder dünn, auf jeden Fall eitrig. Alle Körpersekrete riechen säuerlich.

Hypericum

Hauptanwendungsgebiete: Verletzungen an Körperstellen, die sehr viele Nerven enthalten, zum Beispiel an den Fingerspitzen. Zur Vorbeugung von Vereiterung und Tetanus (im Wechsel mit Ledum). Bißverletzungen, Insektenstiche und Stichwunden. Als

Salbe oder Lotion bei Verbrennungen, Schnittwunden, Abschürfungen und Platzwunden.
Schmerzen: Die Schmerzen steigen am betroffenen Körperteil von der verletzten Stelle auf.
Erscheinungsbild: Ein roter Strich zieht sich am betroffenen Körperteil von der verletzten Stelle in Richtung Herz.
Bewegung/Körperhaltung: Bewegung bewirkt Verschlimmerung.
Temperatur/Wetter: Kälte bewirkt Verschlimmerung.
Berührung/Druck: Berührung bewirkt Verschlimmerung.

Ipecacuanha

Ursachen: übermäßiges Essen üppiger Speisen. Unterdrückter Ausschlag. Zahnen. Ärgernis, zurückgehaltene Mißbilligung (insbesondere wenn ein Kind glaubt, ungerecht behandelt oder bestraft worden zu sein).
Hauptanwendungsgebiete: Husten mit starker Schleimbildung in den Lungen, wobei der Schleim schwer abzuhusten ist. Bei Blutungen kommt leuchtendrotes Blut. Hartnäckige Übelkeit bei allen Beschwerden; wird durch Erbrechen nicht gebessert. Zunge nicht belegt. Gärende, grasgrüne oder schleimige Stühle.
Geistes- und Gemütssymptome: launisch, reizbar, beleidigt. Kann Beleidigungen nicht vertragen.
Schmerzen: Übelkeit bei allen Schmerzen.
Erscheinungsbild: Zunge trotz ständiger Übelkeit nicht belegt. Vermehrter Speichelfluß.
Appetit: kein Durst. Verschlechterung nach übermäßigem Genuß kalorienreicher Speisen. Ständige Übelkeit, die durch Erbrechen nicht gelindert wird.
Bewegung/Körperhaltung: besser im Sitzen, schlechter bei Bewegung.

Temperatur/Wetter: schlimmer bei feuchtem Wetter; besser an der frischen Luft.
Körpersekrete: blutet leicht, leuchtendrotes Blut.
Seite: kann manchmal auf einer Wange gerötet sein (vgl. Chamomilla).
Andere Modalitäten: Erbrechen, ohne daß dies Erleichterung bringt.

Ledum

Hauptanwendungsgebiete: Stichwunden, Bißverletzungen aller Art, Insektenstiche, Splitter. Tetanus (im Wechsel mit Hypericum).
Schmerzen: schießende, stechende Schmerzen.
Erscheinungsbild: violett, wäßrige Schwellungen.
Temperatur/Wetter: Betroffene Körperteile fühlen sich bei Berührung kalt an, obwohl der Patient sie eventuell als heiß empfindet. Verbesserung durch kaltes Baden, kühle Luft, eiskaltes Wasser, Freilegen; Verschlechterung bei Wärme.
Berührung/Druck: Berührung wirkt verschlimmernd.

Nux vomica

Ursachen: übermäßiges Essen üppiger Speisen. Kater. Übermäßiges Sitzen. Reizmittel wie Kaffee, Alkohol, Drogen, Zigaretten.
Hauptanwendungsgebiete: Überempfindlichkeit gegenüber allen Eindrücken. Kopfschmerzen oder Atemprobleme bei allen Magenbeschwerden; normalerweise aufgrund von übermäßigem Essen und Trinken.
Geistes- und Gemütssymptome: selbständiger, ehrgeiziger, effi-

zienter, gewissenhafter, fleißiger Mensch, der auch ungeduldig, aggressiv, reizbar und unbeherrscht ist. Wütendes, feuriges Temperament; Trost wirkt verschlimmernd.
Schmerzen: wütend und ungeduldig aufgrund der Schmerzen. Kann die Schmerzen nicht ertragen.
Erscheinungsbild: normalerweise ein dünner, hagerer, aktiver Mensch.
Appetit: Beschwerden aufgrund von Essen und Trinken. Lust auf Anregungsmittel, Alkohol, reichhaltiges Essen.
Temperatur/Wetter: leicht fröstelnder Mensch; Verschlimmerung bei Kälte, Wind und Zugluft. Besser, wenn dick eingepackt und zugedeckt. Besser bei nassem und regnerischem als bei trockenem Wetter.
Berührung/Druck: Berührung und Druck wirken verschlimmernd.
Tempo/Zeit: morgens nach dem Aufwachen schlimmer.
Andere Modalitäten: bei allen Schmerzen Drang, den Darm zu entleeren. Symptome sind von Zuckungen begleitet.

Pulsatilla

Hauptanwendungsgebiete: veränderliche Symptome, sowohl körperlich als auch geistig. Die Schmerzen wandern umher und verlagern sich von einer Stelle auf die andere; auch die Art der Schmerzen ändert sich. Die Stimmung wechselt leicht zwischen Weinen und Lachen. Dickliche Körpersekrete. Verdauungsbeschwerden.
Geistes- und Gemütssymptome: weinerliche, tränenreiche Stimmung. Schlimmer, wenn man allein ist. Liebevoll. Normalerweise milder, sanfter, schüchterner Mensch. Lacht und weint schnell. Veränderliche Stimmung.
Schmerzen: beginnen allmählich, aber hören plötzlich auf; wan-

dern von einem Ort zum anderen und verändern sich ständig. Kühle bringt Erleichterung.
Appetit: Genuß kalorienreicher Speisen wie Kuchen oder Sahne bewirkt Verschlimmerung, obwohl der Patient Lust darauf hat. Mag kein Schweinefleisch. Möchte erfrischende Speisen. Verschlimmerung bei fetten, warmen Speisen. Kein Durst, sogar wenn man trockenen Mund hat.
Bewegung/Körperhaltung: Verbesserung durch sanfte Bewegung und wechselnde Positionen. Verschlechterung besonders, wenn man auf der linken Seite liegt. Besser, wenn man aufrecht sitzt.
Temperatur/Wetter: friert normalerweise nicht so schnell; Überhitzen wirkt verschlimmernd, überhitzt sich leicht. In stickigen Zimmern wird es sehr viel schlimmer; möchte frische Luft. Bei Schmerzen oder während einer Krankheit kann dem Patienten kalt werden, obwohl ihm normalerweise warm ist. Verbesserung durch kühle Anwendungen.
Tempo/Zeit: abends schlimmer.
Berührung/Druck: Berührung und Druck bewirken Verbesserung. Babys und Kinder möchten besonders viel liebkost werden. Können anhänglich sein.
Körpersekrete: reichliche, milde, dickliche Absonderungen. Normalerweise gelblichgrün oder cremefarben. Häufig vom Aussehen her veränderlich.

Rhus toxicodendron

Ursachen: Aufenthalt in naßkaltem und feuchtem Wetter. Plötzliches Abkühlen, nachdem man erhitzt und verschwitzt war. Verletzungen durch Überanstrengung. Zugluft.
Hauptanwendungsgebiete: Muskelschmerzen aufgrund von Überanstrengung oder Fieber bzw. Grippe. Juckender Ausschlag

bei Windpocken. Muskelzerrungen und Steifheit. Bänder- und Sehnenrisse, insbesondere im Gelenkbereich; Verstauchungen.

Geistes- und Gemütssymptome: extreme Unruhe bei allen Beschwerden. Verzweiflung aufgrund der Schmerzen. Vergißt, worum er gerade gebeten hat. Sehr traurig und niedergeschlagen.

Schmerzen: reißend, wie Prellungsschmerzen, wund. Gefühl einer Auskugelung. Juckreiz bei Windpocken.

Erscheinungsbild: dreieckige rote Zungenspitze, ansonsten belegte Zunge; oder Zunge ist diagonal zur Hälfte belegt und ansonsten leuchtendrot.

Appetit: Durst auf kalte Getränke, besonders auf kalte Milch. Kein großer Appetit.

Bewegung/Körperhaltung: unruhig; allgemeine Verbesserung bei Bewegung. Die Schmerzen werden bei der ersten Bewegung schlimmer, bei fortgesetzter Bewegung besser, bei besonders großer Anstrengung schlimmer. Ruhe und Stillhalten bewirken Verschlimmerung.

Temperatur/Wetter: Verschlechterung bei Aufenthalt in kalter, feuchter, nasser Witterung und Zugluft. Freilegen wirkt verschlimmernd. Verbesserung bei heißem Bad und wenn dick eingepackt. Besser bei trockener Wärme. Verschlimmerung, wenn man sich plötzlich abkühlt, nachdem man heiß und verschwitzt war.

Berührung/Druck: Reibung der schmerzenden Körperteile bringt Linderung. Liegen auf etwas Hartem bewirkt Verbesserung.

Tempo/Zeit: langsames Einsetzen. Symptome kehren täglich zur gleichen Zeit wieder.

Körpersekrete: Während des Fiebers kann Nesselausschlag auftreten; wird besser, wenn Schwitzen einsetzt.

Seite: kann meist linksseitig sein oder links anfangen und sich dann auf die rechte Seite ausdehnen.

Ruta

Hauptanwendungsgebiete: Prellungen, Sehnenzerrungen und -risse. Tritte und Stöße gegen die Knochenhaut. Sportverletzungen. Nach Osteopathiebehandlungen. Knoten, Knötchen, Schleimbeutel, Überbein.

Symphytum

Hauptanwendungsgebiete: Verletzungen am Augapfel, der Wangenknochen und an den Knochen rund um die Augen. Gebrochene oder angebrochene Knochen.

Anhang

Der Erwerb der homöopathischen Heilmittel

Homöopathische Mittel können in jeder Apotheke gekauft bzw. bestellt werden. In Deutschland sind die D-Potenzen gebräuchlicher und deshalb eher vorrätig, die in diesem Buch genannten C-Potenzen sind aber – falls nicht vorrätig – in kürzester Zeit zu besorgen.

Manche Apotheken stellen auf Wunsch Erste-Hilfe-Ausrüstungen zusammen. Der Vorteil dieser fertigen Haus- oder Reiseapotheken besteht darin, daß es dann sehr viel einfacher ist, das richtige Heilmittel in einem Notfall schnell zu finden. Man kann sich seine Erste-Hilfe-Apotheke nach den in diesem Buch genannten Kriterien natürlich auch selbst zusammenstellen. Unabhängig davon, was auf dem Beipackzettel der Arznei angegeben ist, reicht ein Kügelchen oder eine Tablette (nicht zwei) von der C6-Potenz aufwärts für eine Dosis aus. Mir ist noch niemals ein Kind begegnet, das den Geschmack der homöopathischen Heilmittel nicht mochte, so daß es keine Probleme bei der Verabreichung der Dosis geben dürfte.

Nützliche Adressen

Homöopathie-Forum
Organisation klassisch homöopathisch
arbeitender Heilpraktiker e.V.
Grubmühler Feldstraße 14a
82131 Gauting
Telefon 0 89/8 50 03 56 und 8 50 98 30

Hahnemann Gesellschaft
Organisation klassisch homöopathisch
arbeitender Ärzte
Dr. Lück
Luegallee 7
40545 Düsseldorf
Telefon 02 11/58 99 12

Literaturverzeichnis

Blackie, Margery G.: *Lebendige Homöopathie. Gesammelte Erfahrungen als vitale Arzneimittellehre*, J. Sonntag, 1990.
–, *The Patient not the Cure*, Macdonald and Jane's, 1976.
Chaitow, Leon: *Vaccination and Immunization*, C. W. Daniel Co. Ltd., 1987.
–, *Natürliche Wege zu einem langen Leben*, H. Hugendubel, 1994.
Chancellor, Philip M.: *Das Handbuch der Bach-Blüten*, Aquamarin, 1988.
Coulter, Harris: *Homoeopathic Science and Modern Medicine*, North Atlantic Books, 1981.
–, *Impfungen – der Großangriff auf Gehirn und Seele*, F. Hirthammer, 1993.

Coulter, Harris, und Fish, Barbara: *DPT: A Shot in the Dark*, Harcourt Brace Jovanovich, 1985.

Hammond, Christopher: *Krankheiten homöopathisch behandeln*, Knaur-Tb. 76013.

Huijsen, L. P.: *Der Homöopathie-Führer. Ein Wegweiser zum Gebrauch homöopathischer Mittel*, Knaur-Tb. 4249.

Leduc, Dr. Herman: *Kranke Kinder homöopathisch behandeln*, Droemer Knaur, 1990.

Lessell, Dr. Colin B.: *Homöopathisches Reisehandbuch*, Knaur-Tb. 76065.

Shepherd, Dorothy: *Magic of the Minimum Dose*, Health Science Press, 1974.

Stumpf, Werner: *Homöopathie. Anleitung zur Selbstbehandlung*, Gräfe und Unzer, 1990.

Vithoulkas, Georgos: *Die wissenschaftliche Homöopathie*, U. Burgdorf Verlag, 1993.

–, *Medizin der Zukunft*, Wenderoth Verlag, 1979.